Integrative Onkologie am Beispiel Brustkrebs:

Was kann die Naturheilkunde in der Tumormedizin leisten?

1. Auflage

Herausgeber:
Prof. Dr. med. Gustav J. Dobos, Essen

ELSEVIER
URBAN & FISCHER

URBAN & FISCHER München

Zuschriften an:
Elsevier GmbH, Urban & Fischer Verlag, Hackerbrücke 6, 80335 München

Wichtiger Hinweis für den Benutzer
Die Erkenntnisse in der Medizin unterliegen laufendem Wandel durch Forschung und klinische Erfahrungen. Herausgeber und Autoren dieses Werkes haben große Sorgfalt darauf verwendet, dass die in diesem Werk gemachten therapeutischen Angaben (insbesondere hinsichtlich Indikation, Dosierung und unerwünschter Wirkungen) dem derzeitigen Wissensstand entsprechen. Das entbindet den Nutzer dieses Werkes aber nicht von der Verpflichtung, anhand weiterer schriftlicher Informationsquellen zu überprüfen, ob die dort gemachten Angaben von denen in diesem Werk abweichen und seine Verordnung in eigener Verantwortung zu treffen.
Für die Vollständigkeit und Auswahl der aufgeführten Medikamente übernimmt der Verlag keine Gewähr.
Geschützte Warennamen (Warenzeichen) werden in der Regel besonders kenntlich gemacht (®). Aus dem Fehlen eines solchen Hinweises kann jedoch nicht automatisch geschlossen werden, dass es sich um einen freien Warennamen handelt.

Bibliografische Information der Deutschen Nationalbibliothek
Die Deutsche Nationalbibliothek verzeichnet diese Publikation in der Deutschen Nationalbibliografie; detaillierte bibliografische Daten sind im Internet über http://www.d-nb.de/ abrufbar.

14 15 16 17 5 4 3 2 1

Um den Textfluss nicht zu stören, wurde bei Patienten und Berufsbezeichnungen die grammatikalisch maskuline Form gewählt. Selbstverständlich sind in diesen Fällen immer Frauen und Männer gemeint.

Planung und Lektorat: Ingrid Puchner, Bettina Lunk, Dr. med. Constance Spring
Herstellung: Elisabeth Märtz
Satz: abavo GmbH, Buchloe/Deutschland; TnQ, Chennai/Indien
Druck und Bindung: Printforce, Alphen/NL
Zeichnungen: ©Elsevier
Umschlaggestaltung: Spiesz Design, Neu-Ulm

ISBN Print 978-3-437-31628-9
ISBN e-Book 978-3-437-31629-6

Aktuelle Informationen finden Sie im Internet unter **www.elsevier.de** und **www.elsevier.com**.

Vorwort

70 Prozent der Krebspatienten in Deutschland wenden sich während ihrer onkologischen Behandlung komplementärmedizinischen oder sogenannten „alternativen“ Verfahren zu – die meisten, ohne mit ihrem behandelnden Arzt darüber zu sprechen. Diese Kommunikationslosigkeit ist eine in jeder Weise unbefriedigende Situation – denn – falsch indiziert können zum Beispiel manche Heilkräuter den onkologische Therapie beeinträchtigen oder sogar unwirksam machen, von dem riesigen Markt unüberprüfter Behandlungsangebote gar nicht zu sprechen. Umgekehrt aber geht der Onkologie auf diese Weise ein Potenzial an Therapien verloren, das nicht nur in besonderer Weise geeignet ist, die Nebenwirkungen der anstrengenden und kräftezehrenden Behandlungen zu lindern. Komplementärmedizin kann darüber hinaus die Koordinaten eines nachhaltig gesünderen Lebensstils aufzeigen. Und nicht zuletzt gibt sie den Patientinnen und Patienten eine Chance, sich selbst aktiv einzubringen – kurz- und langfristig.

In den USA ist in den 90er Jahren deshalb auf Druck von Krebspatienten die Integrative Onkologie entstanden – die Verbindung der molekularbiologisch basierten Onkologie mit komplementärmedizinischen Therapien, die allesamt evidenzbasiert sind und nur in Abstimmung mit den behandelnden Krebsärzten stattfinden. Die Integrative Onkologie, begründet am renommierten Memorial Sloan Kettering Cancer Center New York, ist inzwischen an allen großen Krebskliniken der USA vertreten und eines der erfolgreichsten modernen Medizinmodelle überhaupt. Auch in Deutschland gibt es inzwischen viele ähnliche Ansätze, die darum bemüht sich, die tradierten Grenzen zwischen unterschiedlichen komplementärmedizinischen Ansätzen aufzulösen und gemeinsam neue, evidenzbasierte Wege zu einer besseren Krebsbehandlung zu suchen.

Die Grundlage dieses Buches war deshalb ein Consensus-Gespräch zwischen unterschiedlichsten komplementärmedizinischen Richtungen mit Vertretern der Onkologie (gefördert von der Robert Bosch Stiftung), bei dem es darum ging, einen gemeinsamen Kanon darüber aufzustellen, welche Erfahrungen bisher in der Behandlung von Krebs gemacht wurden und welche Forschungsergebnisse dazu vorliegen. Das gemeinsame Ziel war aber nicht nur der Austausch von Informationen, sondern auch, den Rahmen eines Curriculums für interessierte Onkologen zu bestimmen.

In dem Maße, wie aber die Integrative Onkologie den Zuspruch von Patienten bekommt und Behandlungserfolge erzielt, wachsen auch die Widerstände gegen sie. Eine Gruppe von Medizinern lehnt sie vehement ab, zum Teil, weil sie onkologisches Terrain verteidigt, aber auch, weil sie behauptet. Jeder Arzt sei mit dem Wissen der seriösen Komplementärmedizin gut vertraut. Die zweite Gruppe aber hat sich aufgemacht, die integrativen Behandlungsansätze für sich zu usurpieren – doch ohne wirklich eine qualifizierte Ausbildung oder Erfahrung in dem Bereich vorweisen zu können. Sie wendet Naturheilkunde an, ohne ihr wirkliches Potential zu erkennen und auszunutzen.

Es wird also nicht nur Zeit, dass mehr Mediziner, Therapeuten und Patienten die Integrative Onkologie und deren Möglichkeiten kennenlernen. Wir müssen sie auch in die Leitlinienarbeit einbinden, neue klinische Modelle für die Umsetzung entwickeln und mit den Krankenkassen verhandeln, um die Finanzierung für neue, nachhaltig wirksame Behandlungsmodelle zu ermöglichen .

Dieses Buch soll eine wesentliche Grundlage dafür werden. Die Debatten selbst haben gerade erst begonnen.

Prof. Dr. Gustav J. Dobos

Inhaltsverzeichnis

I Hintergrund

1 Hintergrund

Gustav Dobos

Das Patienteninteresse an komplementärer Medizin

Krebs – kaum eine andere Krankheit ist mit solch einem Stigma der Angst und sozialer Isolation behaftet – denn einen Tumor in sich zu tragen, bedeutet nicht nur, mit einer lebensgefährlichen Krankheit konfrontiert zu sein. Es heißt auch, sich einer häufig harten und fordernden Behandlung unterziehen zu müssen: Therapien, die das Innerste von Körper und Seele nach außen kehren. Viele Patienten suchen Hilfe in alternativen Therapieansätzen. Über 180 solcher Methoden verzeichnet ein „Ratgeber unkonventioneller Krebstherapien" [1] im Bereich der Gynäkologie – manche davon sind noch im Experimentierstadium, viele aber bereits nachgewiesen unseriös, und andere skandalös überteuert. Im Gegensatz dazu bieten erprobte komplementäre Heilverfahren, z. B. aus der Naturheilkunde, der Traditionellen Chinesischen Medizin oder der Anthroposophischen Medizin viele Möglichkeiten, eine onkologische Therapie erfolgreich zu unterstützen. Doch was hilft und was nicht hilft, das wissen nur ein Teil der Ärzte und kaum ein Patient.

70 Prozent der Krebspatienten, so die Deutsche Krebshilfe, greifen auf nicht-konventionelle Therapieverfahren zurück. Doch weil der überwiegende Teil der Patienten sein Vorgehen nicht mit dem Onkologen abspricht, und weil sich wenige Therapeuten der Naturheilkunde mit Chemotherapie, Bestrahlung und molekularbiologischen Therapien auskennen, kann das den Erfolg der Krebsbehandlung gefährden. Das Immunsystem unter einer onkologischen Therapie mit Methoden, die für Gesunde wirksam und sinnvoll sein mögen, stärken zu wollen, kann bei bestimmten Erkrankungen auch kontraproduktiv sein. Schon ein Glas Grapefruitsaft kann die Wirkung einer Chemotherapie neutralisieren. Einige pflanzliche Medikamente führen zu zahlreichen unerwünschten Wechselwirkungen. Hochdosierte Gaben von Vitaminen, häufig als *Panacea* angepriesen, können ebenfalls mit konventionellen Therapien interagieren und ihre Wirksamkeit reduzieren. Unseriöse Geschäftemacher schlagen Kapital aus der Verzweiflung vieler Patienten. Unkenntnis im Umgang mit komplementären Therapien ist ein Risikofaktor bei der Krebsbehandlung.

Aber was ist der derzeitige Stand der Erkenntnis? Die vergangenen Jahrzehnte dominierte ein Schisma die ärztliche Heilkunst – es war die gegenseitige Ablehnung von „Schul"- und „Natur"-Medizin, die zu diesem kontraproduktiven und teils riskanten Nebeneinander von Therapien geführt und eine Leere zwischen den ideologischen Gräben hinterlassen hat. Es ist Zeit, Brücken zu bauen und die beiden Bereiche miteinander zu integrieren.

Integrative Onkologie. http://dx.doi.org/10.1016/B978-3-437-31628-9.00001-8

USA: Erfolgreiche Integration der Gegensätze

In den USA wurde Mitte der 90er Jahre das Modell einer „Integrativen Medizin" begründet – ein Ansatz, der die naturwissenschaftlich orientierte Medizin mit wissenschaftlich begründeter Naturheilkunde und anderen evidenzbasierten Heilverfahren verbindet – auf Evidenz-Basis. Einer der Anstöße für diese Initiative war ein Survey des Harvard Mediziners David Eisenberg, der 1993 belegte, dass bereits jeder dritte US-Amerikaner unkonventionelle Therapien nutzte [2]. Fünf Jahre später war die Rate bereits auf 42 Prozent angestiegen [3].
Ganz entscheidende Impulse erhielt die Integrative Medizin dabei aus der Onkologie, besser gesagt von Krebspatienten: Die erste Arbeitsgruppe für komplementäre und alternative Medizin rief die einflussreiche „American Urological Association" ins Leben – weil 80 Prozent der Männer mit Prostatakrebs ergänzende Therapien nachfragten [4].
Um die Jahrtausendwende begannen die großen Krebskliniken des Landes, Abteilungen für „Integrative Onkologie" zu etablieren. Die erste entstand im Dana-Farber Cancer Institute in Boston, wo Leonard P. Zakim, Leukämie-Patient und erfahrener Menschenrechts-Aktivist, ein multidisziplinäres Team für seine Idee begeisterte und eine Million Dollar an Spenden bereit stellte. Ein Jahr nach seinem Tod 1999 eröffnete die Harvard Medical School das Leonard P. Zakim Center for Integrative Therapies. Im selben Jahr folgte diesem Beispiel eine der renommiertesten Krebskliniken der Welt, das Memorial Sloan-Kettering Cancer Center in New York. Das M. D. Anderson Cancer Center der Universität Texas oder die Johns Hopkins Medical Institutions in Maryland verfolgen ebenfalls einen patientenzentrierten Ansatz der Krebsbehandlung, während die Mayo-Kliniken seit 2002 Komplementärmedizin in ihre klinische Forschung einbezieht. 2003 gründete sich als internationale Fachgesellschaft eine „Society of Integrative Oncology (SIO)", die seither entsprechende Forschungsansätze und Erfahrungen aus der klinischen Praxis koordiniert und diskutiert. 2007 wurden von ihr die ersten Leitlinien für die klinische Praxis veröffentlicht, 2009 erschien ein Update [5].
International sind die Prinzipien der Integrativen Onkologie vor allem in China und anderen Teilen Asiens vertreten, wo bis zu 90 Prozent der Tumorpatienten begleitend zu ihrer onkologischen Therapie mit traditioneller Kräutermedizin, Pilzen und Akupunktur behandelt werden. Entsprechende Studien liegen häufig lediglich in chinesischer Sprache vor und genügen oft nicht einem westlichen Standard.
Doch international wird die Integrative Onkologie, wie der kanadische Radiologe Stephen Sagar schreibt, „a science and a philosophy that focuses on the complexity of the health of cancer patients and proposes a multitude of approaches to accompany the conventional therapies of surgery, chemotherapy, molecular therapeutics, and radiotherapy to facilitate health. As such, integrative oncology involves thinking outside the box"[6].

Europa: Vielfalt und Abgrenzungen

In Europa hat vor allem die Bevölkerung Deutschlands, Österreichs und der Schweiz einen engen Bezug zu Naturheilkunde und Komplementärmedizin im weitesten Sinne, welche sich in verschiedene Zweige gliedern und in unterschiedliche Schulen aufgespaltet sind (z. B. Ordnungstherapie, Vollwerternährung, Homöopathie, Anthroposopische Medizin, Rationale Phytopharmazie, Biologische Medizin u. a. m.). In Deutschland und der Schweiz sind darüber hinaus auch nicht-medizinische Therapeuten, die (Natur)Heilpraktiker zugelassen.

Während diese zerklüftete Therapielandschaft lange Zeit das gemeinsame Potenzial dieser patientenzentrierten Ansätze schwächte, wächst ungeachtet dessen in der Bevölkerung die ohnehin schon hohe Nachfrage nach komplementärmedizinischen Verfahren: Das Institut für Demoskopie Allensbach (IfD), das seit 1970 regelmäßige Befragungen zur Anwendung komplementärmedizinischer Verfahren durchführt, gibt an, dass die Nachfrage
immer noch weiter steigt. 2007 waren es bereits 73 Prozent der Befragten, die Naturheilmittel verwendeten [7]. Der Anteil der Frauen, die sich dazu bekannte, war mit 75 Prozent noch deutlich höher als der unter Männern (57 Prozent) [8]. Der Anteil der Selbstmedikamentierung ist dabei auffallend: Nur neun Prozent der entsprechenden Arzneien wurden vom Arzt empfohlen [9].
Ganz auf die Schulmedizin verzichten möchten die Patienten gleichwohl nicht: Viele äußern den Wunsch nach einer stärkeren Verzahnung konventioneller Verfahren mit der Naturheilkunde. Im Jahr 2000 hatten 81 Prozent angegeben, die beiden Richtungen sollten sich ergänzen [10].
Allerdings bleibt die Verwirrung groß: Je nach soziokulturellen Rahmen-bedingungen, aber auch nach Standpunkt werden die unterschiedlichsten Verfahren als wechselweise „traditionell", „volksmedizinisch", „alternativ", „komplementär" oder „naturheilkundlich" eingeordnet oder bezeichnet. In den Ländern des angloamerikanischen Sprachraums werden unter dem Rubrum „komplementär" Heilansätze zu einer Gruppe zusammengefasst, die völlig unterschiedliche Wurzeln haben – wie etwa Homöopathie, Kneipp und Gesundbeten [11].
Klarheit darüber zu erhalten, in welcher Tradition ein Heilmittel steht, welchen Erfahrungshintergrund es damit gibt und vor allem auch, welche wissenschaftliche Beweislage für die angestrebte Wirkung vorliegt, ist deshalb der erste wichtige Schritt, wenn es darum geht, Naturheilverfahren in der Krebsbehandlung einzusetzen.

Literatur

[1] Münstedt K et al: Alternative und komplementäre Therapieverfahren in der Gynäkologie 2005

[2] Eisenberg DM et al: Unconventional Medicine in the United States – Prevalence, Costs, and Patterns of Use. N Engl J Med 1993; 328: 246–252

[3] Eisenberg DM et al: Trends in Alternative Medicine Use in the United States, 1,990–1,997. Results of a Follow-Up Study. JAMA, November 11, 1998; 280(18): 1,569–1,575

[4] Fair W: Back to the future – the role of complementary medicine in urology 1999; 162: 411–42

[5] Deng GE, Frenkel M, Cohen L et al: Evidence-Based Clinical Practice Guidelines for IntegrativeOncology: Complementary Therapie and Botanicals. J Soc Integr Oncol 2009; 7(3): 85–120

[6] Sagar SM et al: Integrative oncology: a Canadian and international perspective. Curr Oncol 2008 August; 15(s2): s71–s73

[7] Allensbach Archiv, IfD-Umfrage 10004, Mai 2007

[8] Ebda

[9] Allensbach Archiv, ifD-Umfrage 7016 2002

[10] Allensbach Archiv, IfD-Umfrage 6094 2000

[11] Unger C, Weis J: Onkologie. Unkonventionelle und supportive Therapiestrategien 2005

II Naturheilkundliche Verfahren in der Krebstherapie: Evidenzen

2 Naturheilkundliche Verfahren in der Krebstherapie: Evidenzen

Die Referenten

- **Dr. Freerk T. Baumann**

Institut für Kreislaufforschung und Sportmedizin, Abteilung für molekulare und zelluläre Sportmedizin, Deutsche Sporthochschule Köln

- **Dietrich von Bonin MME**

Medizinisch-künstlerisches Therapeutikum, Kollegiale Instanz für Komplementärmedizin (KIKOM), Universität Bern/CH

- **Dr. med. Thomas Breitkreuz**

Paracelsus-Krankenhaus, Unterlengenhardt (Anthroposophische Medizin), Vorsitzender der Kommission C am BfArM, Vorstand Gesellschaft Anthroposophischer Ärzte

- **Univ.-Prof. Dr. med. Arndt Büssing**

Lehrstuhl für Medizintheorie, Integrative und Anthroposophische Medizin
Fakultät für Gesundheit (Department für Medizin) der Universität Witten/Herdecke

- **Dipl. Oec. troph Sabine Conrad**

Klinik für Naturheilkunde und Integrative Medizin der Kliniken Essen-Mitte, Evang. Huyssens-Stiftung/Knappschaft GmbH

- **Gary E Deng, M. D.**

Memorial Sloan Kettering Cancer Center, New York
Society for Integrative Oncology

- **Prof. Dr. med. Gustav J. Dobos**

Klinik für Naturheilkunde und Integrative Medizin der Kliniken Essen-Mitte, Evang. Huyssens-Stiftung/Knappschaft GmbH

- **Sigrid Heinze**

Hufelandgesellschaft e. V., Dachverband der Ärztegesellschaften für Naturheilkunde und Komplementärmedizin, Berlin

- **Dr. med. Hartmut Henß**

Tumorzentrum Ludwig Heilmeyer – CCCF, Universitätsklinikum der Albert-Ludwigs-Universität, Freiburg

- **Univ.-Prof. Dr. med. Peter Heusser, MME (UniBe)**

Integrative Onkologie. http://dx.doi.org/10.1016/B978-3-437-31628-9.00002-X

Gerhard Kienle Lehrstuhl für Medizintheorie, Integrative und Anthroposophische Medizin der Fakultät für Gesundheit, Universität Witten/Herdecke

- **Dr. med. Markus Horneber**

Institut für Medizinische Onkologie, Hämatologie und Einheit für Knochenmarktransplantation, AG Biologische Krebstherapie, Klinikum Nord, Nürnberg

- **Dr. med. Roman Huber**

Institut für Umweltmedizin und Krankenhaushygiene der Universitätsklinik Freiburg, Zentrum für Naturheilkunde, Freiburg

- **Barbara Kirschbaum B. Ac., FRCHM, UK**

Mammazentrum Hamburg, Krankenhaus Jerusalem Lehrbeauftragte für traditionelle Chinesische Medizin der Universität Witten/Herdecke

- **PD Dr. med. Sherko Kümmel**

Klinik für Senologie/Brustzentrum an den Kliniken Essen-Mitte, Evang. Huyssens-Stiftung/ Knappschaft GmbH, Essen

- **Prof. Dr. med. Jost Langhorst**

Klinik für Naturheilkunde und Integrative Medizin, Kliniken Essen-Mitte, Evang. Huyssens-Stiftung/Knappschaft GmbH, Essen

- **Dr. rer. medic. Anna Paul**

Ordnungstherapie und Mind/Body Medizin an der Klinik für Naturheilkunde und Integrative Medizin, Kliniken Essen-Mitte, Evang. Huyssens-Stiftung/Knappschaft GmbH, Essen

- **Dr. med. Matthias Rostock**

Naturheilkundliche und Komplementärmedizinische Beratung, Hubertus Wald Tumorzentrum – Universitäres Cancer Center Hamburg,

- **Dr. med. Felix J. Saha**

Klinik für Naturheilkunde und Integrative Medizin, Kliniken Essen-Mitte, Evang. Huyssens-Stiftung/Knappschaft GmbH, Essen

- **Prof. Dr. med. Anton Scharl**

Frauenklinik am. Klinikum St. Marien in Amberg, Lehrkrankenhaus der Universität Regensburg und der Friedrich-Alexander-Universität Nürnberg-Erlangen,
Sprecher der Arbeitsgemeinschaft Gynäkologische Onkologie e. V. (AGO)

- **Ilka Schwidde**

Oberärztin an der Klinik für Senologie/Brustzentrum an den kliniken Essen-Mittekonventionelle Onkologie, Brustzentrum und Klinik für Senologie der Kliniken Essen-Mitte, Evang. Huyssens-Stiftung/Knappschaft GmbH, Essen

- **Dr. med. Günther Spahn**

Centrum für Integrative Medizin und Krebstherapie
Klinik Öschelbronn Gemeinnützige GmbH, Öschelbronn

- **Dr. med. Rainer Stange**

Abteilung für Naturheilkunde, Immanuel Krankenhaus und Charité – Universitätsmedizin Berlin,
Präsident des Zentralverbandes der Ärzte für Naturheilverfahren und Regulationsmedizin e. V. (ZAEN)

- **Dr. med. Petra Voiß**

Abteilung Integrative Onkologie, Klinik für Naturheilkunde und Integrative Medizin, Klinik für Senologie/Brustzentrum, Evang. Huyssens-Stiftung, Essen

- **Prof. Dr. med. Claudia M. Witt, MBA**

Stiftungsprofessur der Karl und Veronica Carstens-Stiftung zur Erforschung der Komplementärmedizin an der Berliner Charité
Institut für Sozialmedizin, Epidemiologie und Gesundheitsökonomie der Charité
- **K. Simon Yeung, MBA, PharmD, Lac.**
Integrative Medicine Service, Memorial Sloan-Kettering Cancer Center, New York (USA)
Außerdem:
eine anonyme **Brustkrebs-Patientin (BP)** aus Berlin

Die Methode

Thema sind komplementärmedizinische Evidenzen im Zusammenhang mit der Linderung von Nebenwirkungen und der Verbesserung der Lebensqualität im Rahmen einer Krebstherapie. Angelehnt an die japanische Pecha Kucha-Methode präsentiert jeder Referent in sieben Minuten das Wesentliche seiner Argumente in fragmentarischer Form. Pecha Kucha ist 2003 Tokio entwickelt worden, um vielen Rednern eine Verständigung zu ermöglichen und gleichzeitig zur Präzision ihrer Gedanken zu zwingen. Es ist inzwischen ein international anerkanntes Verfahren in Brainstorming-Prozessen. Im Anschluss an die Referate findet eine Diskussion zu einzelnen Schwerpunkten statt.

III Die Themen

3 Einführung „Integrative Onkologie"

3.1 Integrative Onkologie in Deutschland – Ziele und Perspektiven

Gustav Dobos

Der Gastgeber des Consensus Workshops ist seit 2010 gemeinsam mit dem Zentrum für Senologie der Kliniken Essen-Mitte und seiner Klinik für Naturheilkunde und Integrative Medizin an einem Pilotprojekt „Integrative Onkologie" beteiligt.

Die Fortschritte in der Onkologie und Tumorgenetik verwandeln Krebs von einer akut tödlichen in eine meist chronische Krankheit. Tumorleiden werden zu einer ökonomischen und strukturellen Herausforderung an das Gesundheitssystem. In Deutschland, wo momentan jährlich rund 436.000 Menschen neu an Krebs erkranken und etwas mehr als 210.000 daran sterben, überleben inzwischen 60 Prozent der Frauen und 53 Prozent der Männer länger als fünf Jahre.

Hinzu kommt die demographische Entwicklung, welche die Zahl der Krebskranken ebenfalls ansteigen lässt: Bis 2020 wird es nach Schätzungen 50 Prozent mehr weibliche Patientinnen geben, 25 Prozent mehr männliche. Weil das Lebensalter der Betroffenen steigt, werden viele zu dem Kreis der „medically non-fit" gehören, die aufgrund ihres Alters und Begleiterkrankungen anstrengende onkologische Therapien nicht oder nicht in vollem Umfang verkraften. Es stellt sich die Frage, was mit diesen Patienten geschehen soll, wie sie therapiert werden können, aber auch wie die Lebensqualität der Longtime Survivors positiv beeinflusst werden kann.

Die individualisierten Therapien auf Basis der Tumorgenetik bieten Chancen zur zielgenaueren Therapie einzelner Patientenklientele. Andererseits entstehen neue Subgruppen, bei denen sich z. B. herausstellt, dass eine Chemotherapie bei ihnen wenig Aussicht auf Erfolg hat und für die andere Therapieformen gefunden werden müssen. Die modernste Generation der Krebsmedikamente bringt ein unbekanntes Spektrum an Nebenwirkungen mit sich, für die neue Möglichkeiten der Linderung gefunden werden müssen. Gleichzeitig ist die Kostenfrage ungeklärt: Nach welchen Kriterien werden zukünftig Therapieentscheidungen getroffen werden? Wie wird ein Überleben bewertet werden, wenn es teuer ist, nur wenige Wochen bringt, mit starken Nebenwirkungen erkauft wird? Wie lässt sich die Compliance der Patienten und Patientinnen verbessern? Wird die Frage der Lebensqualität bald einen anderen Stellenwert bekommen?

Integrative Onkologie. http://dx.doi.org/10.1016/B978-3-437-31628-9.00003-1

In der Therapie, vor allem aber bei der Behandlung von Nebenwirkungen wie auch der Motivation zu langfristigen Lebensstiländerungen kommt der Naturheilkunde eine besondere Rolle zu. Denn sie berücksichtigt in der Regel viele biopsychosoziale Faktoren, die in der konventionellen Medizin keine oder nur selten eine Rolle spielen.

Ziel ist eine enge Zusammenarbeit zwischen Onkologie und Naturheilkunde/Komplementärmedizin, basierend auf der wissenschaftlichen Evidenz und einem auf klinischer Erfahrung begründeten therapeutischen Vorgehen, das im Dialog mit den verschiedenen Fachdisziplinen auf das jeweils für den Patienten beste Verfahren setzt. Komplementärmedizinische Therapien müssen sich dabei ebenso wie onkologische an harten Qualitätskriterien messen lassen und jeweils gut überlegt sein. Jeder Patient und jede Patientin brauchen das für sie individuell Richtige – das Beste beider Welten. Vor allem aber benötigen sie Stärkung: »Empowerment« – die Befähigung von Menschen, sich selbst zu helfen, ein bedeutsamer Aspekt der Naturheilkunde, sollte in der Medizin allgemein ein wichtiges Ziel werden.

Vereinzelte Leitlinien der onkologischen Fachgesellschaften schließen bereits naturheilkundliche Therapien zur Symptomlinderung ein. Es gibt etablierte onkologische Therapieverfahren unter Einbeziehung naturheilkundlicher Aspekte, z. B. in der Anthroposophischen Medizin. An den Kliniken Essen-Mitte läuft seit 2010 ein Pilotprojekt zur Integrativen Onkologie nach dem Vorbild des Memorial Sloan-Kettering Cancer Centers, New York City. Dieses wurde 1999 von Barrie R. Cassileth PhD begründet. Das Konzept wurde von den hier vertretenen amerikanischen Kollegen Dr. Gary Deng M. D. und dem Pharmakologen K. Simon Yeung, PharmD, MBA, LAc mit weiterentwickelt.

Brustkrebspatientinnen stehen in den USA wie in Deutschland an der Spitze der Nachfrage nach Naturheilverfahren in der Onkologie: 70 bis 80 Prozent dieser Gruppe suchen nach ergänzenden Therapien. Das liegt auch daran, dass diese Tumorart eine relativ gute Prognose hat. Ein Großteil der betroffenen Frauen werden frühzeitig (stage 1 oder 2) diagnostiziert, und viele überleben – haben aber meist aber noch lange mit Nebenwirkungen und Spätfolgen der Therapie zu kämpfen. Die Brustkrebs-Patientinnen sind in den USA in der Öffentlichkeit sehr präsent und setzen sich politisch aktiv für die Durchsetzung ihrer Rechte ein. Sie sind auch in Deutschland ein ganz entscheidender Faktor bei der Integration komplementärmedizinischer Therapien in die Medizin.

Um das Wissen über komplementäre Therapien zur begleitenden Behandlung von Krebspatienten im Sinne einer Integrativen Onkologie unter onkologisch tätigen Ärzten weiter zu verbreiten, ist es vorgesehen, in Zusammenarbeit mit dem Lehrstuhl für Naturheilkunde und Integrative Medizin der Universität Duisburg-Essen in Anlehnung an den Consensus Experten-Workshop ein Curriculum „Integrative Onkologie“ zu entwickeln.

Dabei soll, basierend auf den unterschiedlichen therapeutischen Schulen, eine konsentierte Synopse zum Potenzial dessen erarbeitet werden, was die Naturheilkunde zur Krebstherapie beitragen kann. Um die Fülle des Wissens einzugrenzen, wurde Brustkrebs als Indikation beispielhaft ausgewählt, auch weil Frauen die intensivsten Nutzer der Naturheilkunde sind. Die Prognose beim Mammakarzinom ist häufig gut, während die Nebenwirkungen der Behandlungen aber beachtlich sind. Es ist geplant, die Ergebnisse der Diskussion als evidenzbasierten Kern des Wissens in das Curriculum einzubringen.

3.2 Das Modell der Integrativen Onkologie am Memorial Sloan-Kettering Cancer Center

Gary Deng

Internationales Vorbild für die „Integrative Onkologie" ist ein Modell des Memorial Sloan-Kettering Cancer Centers, das 1999 begründet und von dem Onkologen Gary Deng mit entwickelt wurde. 2011 war er Präsident der Society of Integrative Oncology.

Die Abteilung für Integrative Onkologie des Sloan-Kettering Memorial Cancer Centers hat ein eigenes Gebäude auf dem Klinikgelände, das Evelyn H. Lauder Breast Center. Die Patientinnen kommen zum ärztlichen Beratungsgespräch oder zur ambulanten Therapie aus eigenem Antrieb oder werden vom Onkologen überwiesen. Zusätzlich gibt es eine Reihe von Konsiliardiensten aus den Bereichen Chinesische Medizin, Akupunktur, Mind Body Medicine, Physiotherapie oder Musiktherapie, welche die onkologischen Stationen besuchen. Die räumliche Nähe zu allen onkologischen Abteilungen erlaubt unmittelbares Feedback und fördert das gegenseitige Lernen. Ärzte und Therapeuten können die Ergebnisse jeglicher Interventionen verfolgen und nachvollziehen. Parallel zur klinischen Versorgung von Patienten widmet sich die Abteilung der Weiterbildung von Ärzten und Therapeuten, sowie der Grundlagen- und der klinischen Forschung. Viele Studien werden staatlich (NIH) gefördert.

Die Patientinnen der Integrativen Onkologie lassen sich in drei Gruppen gliedern:

- die neu Diagnostizierten, einige von ihnen noch sehr jung, die von Anfang an mehr als die konventionellen Therapien versuchen wollen und sich im Internet über begleitende komplementäre Behandlungen informieren
- die Behandelten mit akuten oder langfristigen Problemen wie Bewegungsstörungen oder Lymphödemen nach der Operation, Übelkeit, Erbrechen, Hautirritationen, Darmproblemen während der onkologischen Behandlung sowie längerfristigen Symptomen in der „Survivor"-Phase – wie Neuropathie, Fatigue, Hitzewallungen, Depression und Angst
- die unheilbar Kranken mit einem Rezidiv oder bereits in der palliativen Phase Befindlichen mit Schmerzen und Ernährungsfragen

> *„The first thing they do is to ask for the treatment options, you give them chemotherapy, hormonal therapy – but they want more, so they go to the internet, they get exposed to all different kinds of therapies. Some are helpful, others are harmful or even fraudulent, it's a wild world out there, and they get confused and overwhelmed. They ask the oncologist, can I use this and that? And the oncologist says, I never heard about that …"*

Die beiden ersten Gruppen sind sehr offen für langfristige Lebensstilveränderungen. Vor ihrer Erkrankung haben sie nie über ihre Gesundheit nachgedacht, das ändert sich nun völlig. Langfristige Lebensstilveränderungen verringern nicht nur die Remissionsrate, sie schützen auch Herz und Kreislauf und verhindern Stoffwechselprobleme. Gleichzeitig tauchen spirituelle Fragen auf. Die Patientinnen fragen sich: Was ist mir wirklich wichtig?

> *„We say we only took the cancer out of your body, now we want to take the cancer out of your mind. Otherwise they can not move on and live a healthy productive life. (…) A lot of patients start to ask: What is really important in my life? The negative thing, the cancer diagnosis, can turn into a very positive thing, a new attitude to life. From the fear of dying to the joy of living: Enjoy every day you have and make the most out of it!"*

Die dritte Gruppe der Patientinnen mit Rezidiven kämpft mit Symptomen wie Knochenschmerzen durch Metastasen, Appetitmangel, Gewichtsverlust, Schlafstörungen, Schwäche durch Anämie und Depressionen. Einige sind in palliativer Behandlung, andere möchten noch experimentelle Methoden ausprobieren, für die es noch keinen oder keinen ausreichenden Wirkungsnachweis gibt. Sie werden über Risiken und Chancen aufgeklärt und können in Studien eingeschlossen werden.

Im Gespräch mit den Patientinnen werden die jeweiligen Probleme und Fragen geklärt und so weit wie möglich gelöst: Es gibt Akupunktur, Ernährungsberatung, Fitnessprogramme, Mind-Body-Schulungen (Achtsamkeit, Yoga) und spezielle Kurse zur Selbsthilfe zuhause, da der Kontakt zur Integrativen Onkologie höchstens einmal monatlich stattfinden kann. Wichtig ist auch die Unterstützung der Pflegenden, z. B. durch Anleitungen zur Massage, oder auch Hilfe beim Aufbau eines sozialen Netzwerks.

> *„We tell them: Did you laugh today? You need an one hour vacation for yourself every day, you have to find something really to be happy about every day, a sense of fulfillment."*

4 Forschungsstand im Überblick

4.1 Wandel und Evolution der konventionellen Krebstherapie

Hartmut Henß

Der Onkologe Hartmut Henß, ehemaliger Medizinischer Geschäftsführer des Tumorzentrums Ludwig Heilmeyer-CCCF des Universitätsklinikums Freiburg, beschreibt den Paradigmenwandel in der Onkologie, unter anderem durch Einbeziehung naturheilkundlicher Verfahren.

Was verstehen wir eigentlich unter konventioneller Therapie? Letztendlich hat das etwas mit Konventionen zu tun, und das bedeutet, dass die Entwicklung der Krebstherapie im Laufe der Zeit verschiedenen Paradigmenwechseln unterworfen war.

In der frühen Medizin gab es zunächst keine Unterscheidung in konventionelle und unkonventionelle Medizin und ihre Methoden. Das änderte sich erst, als sich das medizinische Vorgehen diversifizierte und neue Therapieweisen wie die Homöopathie um 1800 und die Anthroposophie um 1900 begründet wurden. Später wurden auch außereuropäische Behandlungsverfahren wie Ayurveda-Medizin und Traditionelle Chinesische Medizin einbezogen.

Schon als die Medizin noch eher „eminenzbasiert" war und „ex cathedra" gelehrt wurde, gab es bereits heftige Debatten um das richtige Vorgehen. In der zweiten Hälfte des 20. und zu Beginn des 21. Jahrhunderts wurden die Behandlungsverfahren aber auch zunehmend auf eine nachvollziehbare Wertigkeit geprüft und diese in ihrer Effizienz gesicherten medizinischen Konventionen in so genannten Leitlinien festgelegt, die einerseits das aktuelle medizinische Wissen dokumentieren, andererseits auch das Vorgehen bei den entsprechenden Krankheiten vorgeben sollen. Dies entspricht einer Evolution von Meinungsäußerungen anerkannter oder auch behaupteter Experten hin zu interdisziplinär erarbeitetem und wissenschaftsbasierten Vorgehen. Heute orientieren wir uns an Leitlinien, die auf der Basis der belegten Evidenz durch entsprechende Fachgesellschaften legitimiert werden.

Integrative Onkologie. http://dx.doi.org/10.1016/B978-3-437-31628-9.00004-3

„Die Entwicklung der Krebstherapie war im Laufe der Zeit verschiedenen Paradigmenwechseln unterworfen."
„Wie kann man konventionell und unkonventionell abgrenzen? Das ist sehr schwierig – es gibt sehr viele Überschneidungen."
„Es ist ein Unterschied, ob wir eine 19jährige junge Frau oder einen 87jährigen Mann vor uns haben, nicht nur, was die Krankheit angeht, sondern auch den Lebensentwurf, die Komorbidität usw. Auch so stellen wir uns heute individualisierte Therapie vor."

4.2 Der Forschungsstand Komplementärmedizin bei Krebs

Markus Hornheber

Markus Horneber, Onkologe an der Medizinischen Klinik 5, Schwerpunkt Onkologie/Hämatologie im Klinikum Nürnberg, leitet einen Förderungsschwerpunkt der Deutschen Krebshilfe, in dem ein deutschlandweites, interdisziplinäres Kompetenznetz «Komplementärmedizin in der Onkologie – KOKON» aufgebaut wird.

Was ist Komplementärmedizin? Viele Versuche wurden in der Forschung gemacht, die Begriffe Komplementärmedizin oder auch Alternativmedizin eindeutig zu definieren, allerdings ist es nicht gelungen, eine jeweils vollständig treffende Definition zu finden. Zu vielzählig und unterschiedlich sind die eingeschlossenen Diagnose- und Behandlungsverfahren – sie reichen von Nahrungsergänzungsmitteln über diätetische Empfehlungen, Phytotherapien, Gewebeextrakte manuelle und körperbezogene Therapien bis zu hin zu psychologischen und psychosozialen Interventionen und komplexen Behandlungsverfahren fremder Kulturkreise – und zu unscharf ist die Abgrenzung zu anderen Bereichen der Medizin [1].

„Wir müssen im Bewusstsein haben, dass es zu diesem Thema recht verschiedene Konzepte und Vorstellungen gibt, wie schon die Vielzahl der verwendeten Begriffe, alternativ, integrativ, unkonventionell, biologisch oder ganzheitlich, zeigen."
„Mehr als die Hälfte aller Krebspatientinnen und -patienten wenden Behandlungen der Komplementärmedizin an oder suchen Rat und Informationen dazu."
„Es sind nicht nur die Belastung durch die Therapie oder die Krankheit, die den Wunsch nach einer „ergänzenden" Behandlung motivieren, sondern z. B. auch das Bedürfnis, einen eigenen Beitrag zur Gesundung zu leisten. Wir haben es hier also mit einem breiten Feld von Motiven und Bedürfnissen zu tun, um das wir uns in der Forschung kümmern müssen."

- klimakterische Beschwerden bei antihormoneller Behandlung können durch z. B. Cimicifugaextrakten [11] [12], Leinsamenschrot [13], Akupunktur [14] [15] oder gruppentherapeutische Intervention mit Meditationen und Atemübungen [16] gemindert werden.
- Fatiguebeschwerden können durch Yoga gelindert werden [17] [18].
- Psychosoziale Belastungen können sich durch Mindfulness-based Stress Reduktion verringern [19].
- Akute Strahlendermatitis und damit verbundener Beschwerden können an Häufigkeit und Intensität durch topische Applikation von Calendulaextrakten abnehmen [20].
- Chemotherapie-assoziierter Mukositis kann durch Extrakte aus Rhodiola algida gebessert werden [21].

„Wir haben schon einige Kenntnisse, wie die Komplementärmedizin zum Nutzen der Patienten eingesetzt werden kann, brauchen aber dringend weitere klinische Forschung, insbesondere auch solche zur Wirksamkeit in der täglichen Behandlungspraxis."
„Unsere Kenntnisse zu pharmakologischen Wechselwirkungen zwischen pflanzlichen und synthetischen Medikamenten ist noch lückenhaft"
„Beratung und Entscheidungen zur Komplementärmedizin setzen nicht nur ein umfangreiches Wissen in der Onkologie und der Komplementärmedizin voraus, sondern bedeuten auch eine vielschichtige kommunikative Auseinandersetzung zwischen Therapeuten und Betroffenen. Die Anzahl kompetenter onkologischer Fachleute, die konsultiert oder in die Behandlung einbezogen werden können, ist noch gering und die Qualität vieler Fort- und Weiterbildungsmöglichkeiten verbesserungsbedürftig."

4.3 „Whole Systems" in der Integrativen Onkologie am Beispiel der anthroposophischen Medizin

Peter Heusser

Peter Heusser, Gerhard Kienle Lehrstuhl für Medizintheorie, Integrative und Anthroposophische Medizin an der Fakultät für Gesundheit der Universität Witten/Herdecke, stellt am Beispiel der Anthroposophischen Medizin komplexitätsorientierte Medizinmodelle vor.

„Whole systems" oder „whole medical systems" (WS) sind komplexe medizinische Systeme, die in Theorie und Praxis am Ganzen und nicht primär an seinen Komponenten ansetzen bzw. die Komponenten im Hinblick auf ihre Bedeutung im Ganzen im Rahmen einer Gesamtkonzeption berücksichtigen. Dazu gehört eine umfassende Sicht in Anamnese, Diagnose, Ätiologie, Therapie und Prävention, um physikalische, biologische, psychologische, noetische, spirituelle, kontextuelle und soziale Aspekte mit einzubeziehen.
Da Vielfalt, Art und Konstellation solcher Faktoren stets individuell sind und das menschliche Individuum in seinem Kern als einzigartige Individualität wahrgenommen wird, werden „Whole systems Therapien (WST)" fast immer als multimodale und individualisierte Therapiepakete gestaltet. Dazu gehört auch eine vertrauensbildende und partizipative Arzt-Patienten-Beziehung. Zu den WS gehören östliche Systeme wie TCM und Ayurvedische Medizin sowie westliche Systeme wie Homöopathie, klassische Naturheilkunde und Anthroposophische Medizin (AM).

„Complex medical systems do not focus on the parts but on the significance of the parts for the whole."
„Es gibt eine Diskrepanz zwischen dem, was die Onkologie anbietet und was sich die Patienten wünschen: Konventionelle Onkologie fokussiert vor allem auf den Tumor, das ist eine pathogenetische Sichtweise. Patienten fehlt der ganzheitliche Rahmen, unter anderem die Sensibilität für die psychologischen, sozialen und existenziellen Fragen. Die Öffentlichkeit fordert mehr Empathie – zusätzliche Therapieoptionen, die salutogenetisch ausgerichtet sind, unterstützend und lindernd wirken und spirituelle Momente beinhalten. Das ist letztlich der Grund, warum sich Patienten der komplementären oder auch alternativen Medizin zuwenden."

„Integrative Medizin kann sich zur einer ‚whole systems' Medizin (WSM) weiter entwickeln, wenn sie die einzelnen Elemente im Rahmen eines kohärenten Gesamtkonzepts miteinander verbindet."

1. Das eigentliche Objekt der modernen Naturwissenschaft ist der *physische Körper* als Gesamtorganisation aller chemisch-physikalischen Stoffe, Kräfte und Gesetze, das, was beim Tod zurückbleibt, aber dann in seine Teile zerfällt.
2. Während des Lebens werden diese Teile ohne Unterlass durch Lebensfunktionen wie Wachstum, Abwehr, Regeneration und Fortpflanzung zu den hochkomplexen, aber permanent im Fließgleichgewicht befindlichen Strukturen des Körpers aufgebaut und erhalten, d. h. entgegen dem natürlichen Zerfall bzw. entgegen dem 2. Hauptsatz der Thermodynamik. Diese Lebensprozesse sind in Raum und Zeit hochkoordiniert und immer als ein Ganzes organisiert. Die Prozesse und Gesetze des organischen Lebens sind gegenüber denen des Anorganischen emergent und lassen sich auf Grund der in ihnen wirksamen Autopoiese, über die eine Maschine nicht verfügt, auf eine gegenüber dem Physikalisch-Chemischen höher geartete Klasse von Kräften und Gesetzen zurückführen, eben diejenigen des Lebens. Diese werden in der AM zur Unterscheidung von den physischen als ätherische bezeichnet. In den orientalischen Traditionen sind sie als Chi, Prana u. ä. bekannt.
3. Sind Pflanzen und Mikroorganismen gegenüber Mineralien bereits lebendig, so sind Tiere und Menschen gegenüber jenen noch beseelt. Sie haben Bewusstsein, Empfindung, Gefühl, Emotion, Schmerz, Trieb, Bewegungsintention usw., kurz, innerliche Zustände, die sich nach außen als Verhalten äußern, und die man insgesamt als seelisch bezeichnen kann. Das Seelische ist gegenüber dem bloß Lebendigen emergent und lässt sich auf abermals emergente, eben seelische Kräfte und Gesetze zurückführen.
4. Der Mensch hat gegenüber dem ebenfalls lebendigen und beseelten Tier noch zusätzlich die emergente Eigenschaft seines Geistes, der ihm die Fähigkeit der Vernunft verleiht, durch die er sich im Unterschied zum Tier gegenüber seinen Emotionen, Trieben oder Schmerzen absetzen und auch im Gegensatz zu diesen verhalten kann. Dafür lässt sich eine abermals emergente Ebene von Gesetzen und Kräften verantwortlich machen, d. h. diejenigen des je individuellen menschlichen geistigen Selbstes oder ‚Ich', das den Kern der menschlichen Individualität darstellt und den Grund für die menschliche Autonomie und Freiheitsfähigkeit ausmacht. Der Einzelmensch ist seinerseits in abermals emergente Systeme von Sozietät und Umwelt eingebettet, denen gegenüber er sich als autonomiefähiges Individuum jedoch nicht nur rezeptiv, sondern auch aktiv gestaltend und schaffend verhalten kann [29].

„In der Anthroposophischen Medizin wird die menschliche Gesamtorganisation als eine Einheit bzw. Ganzheit einer physischen, ätherischen, seelischen und geistigen Organisation verstanden. Gesundheit und Krankheit sind dann nicht bloßes Resultat von molekularbiologischen Wechselwirkungen, sondern eines harmonischen oder disharmonischen Ineinanderwirkens von Prozessen der physischen, ätherischen (das heißt lebendigen), seelischen und geistigen Organisation in einem Organ, Organsystem oder im ganzen Menschen, auch bedingt durch soziale und Umweltfaktoren. Krankheitsursachen liegen nicht nur auf der physischen, sondern auch auf der ätherischen, seelischen, geistigen, sozialen und Umwelt-Ebene; entsprechend sind in der Therapie Faktoren auf verschiedenen Ebenen zu berücksichtigen." [30]

1. Auf der physischen Ebene werden die die konventionellen Verfahren von Chirurgie, Bestrahlung und Chemotherapie eingesetzt, um das Tumorgewebe zu eliminieren, und Physiothera-

pie, um in der Rehabilitation entsprechende physische Strukturen und Funktionen des Bewegungsapparats zu verbessern.

2. Für die ätherische Ebene werden phytotherapeutische oder homöopathische Präparate eingesetzt, um regulative Lebensprozesse zu modulieren, so z. B. immunologische Abwehrfunktionen durch Mistelpräparate, Verbesserung von Organfunktionen durch Präparate pflanzlicher, mineralischer oder tierischer Herkunft usw. Auch die Heileurythmie, eine energetische Bewegungstherapie, vergleichbar mit TaiJi, richtet sich an Lebensprozesse und deren Beziehungen zum physischen Körper und zum Seelisch-Geistigen.
3. Für die seelische Ebene werden Kunsttherapien wie Malen, Plastizieren, Musik, und Sprachtherapie eingesetzt; aber auch die Psychotherapie. Auch die Art der Patientenbegegnung und die Haltung auf Seiten von Ärzten, Pflegenden und Therapeuten wirken primär über die seelische Ebene und werden bewusst geschult.
4. Auf der geistigen Ebene sind Hilfestellungen zur kognitiven Krankheitsverarbeitung, Sinn- und Schicksalsfragen, Meditation, Spiritualität und Seelsorge anzusiedeln.

In diesem Sinn wird in den anthroposophischen Krankenhäusern in Deutschland und der Schweiz seit Jahrzehnten im Rahmen der Regelversorgung innerhalb des öffentlichen Gesundheitssystems eine umfassende integrative onkologische Therapie als WSM vorgehalten, welche die Maßnahmen der konventionellen Onkologie um weitere Dimensionen erweitert. Die Anthroposophische Medizin gehört im stationären Bereich zu den wichtigsten und erfahrensten IM-Therapieverfahren in den deutschsprachigen Ländern, insbesondere in der Onkologie. Lehrstühle gibt es in Bern und Witten/Herdecke.

„Die Placebo- und Kontextforschung hat gezeigt, dass spezifische und Kontexteffekte nicht einfach additiv wirken, sondern offenbar komplexer [31], sodass der Gesamteffekt

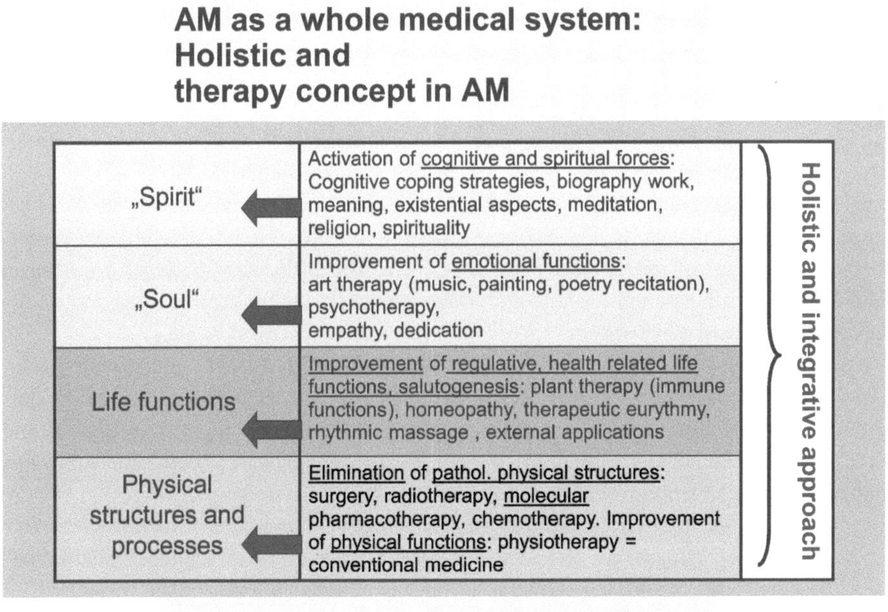

Abb. 4.1 Ganzheitliches und integratives multimodales Therapiekonzept in der Anthroposophischen Medizin

einer multimodalen Therapie nicht als die Summe der Einzelkomponenten aufgefasst werden kann, die für sich in separaten Studien monomodal erhoben werden."

Vor allem die Cochrane-Kooperation hat es sich zur Aufgabe gemacht, die Evidenz einzelner Maßnahmen mit dem Werkzeug der kontrollierten bzw. randomisierten Studie kritisch zu überprüfen. Die gewonnenen Ergebnisse müssen aber immer auch im klinischen Kontext gesehen werden. Dies betrifft nicht zuletzt den Unterschied zwischen „signifikanten" und „relevanten" Unterschieden in Behandlungsergebnissen. Ebenso ist zu berücksichtigen, dass es vor allem bei seltenen Krankheitsbildern nicht immer möglich ist, randomisierte Studien durchzuführen. Hierbei ist, auch nach Maßgabe der Cochrane Collaboration, die beste verfügbare Evidenz zu Grunde zu legen.

Wie hat sich dies auf die Krebstherapie ausgewirkt? Zunächst unterschied sich die Behandlung von Krebserkrankungen nicht grundsätzlich von der anderer Erkrankungen. Lange Zeit war eine genaue Unterscheidung maligner und nicht maligner Erkrankungen, so wie diese heute definiert werden, mit den damals zur Verfügung stehenden Methoden und vor allem wegen eines anderen Krankheitsverständnisses nur ansatzweise möglich.

Erst mit der Entwicklung der Zellularmedizin und Fortschritten der Pathologie entstand die entscheidende Erkenntnis, dass es sich dabei um entartetes körpereigenes Gewebe bzw. Zellverbände handelte. In diesem Kontext bildeten sich auch entsprechende Organisationen wie das Komitee für Krebssammelforschung (1901), aus dem die Deutsche Krebsgesellschaft hervorgegangen ist. Eine eigentliche Pathophysiologie der Onkologie, also eine Lehre der krankmachenden Ursachen von Krebserkrankungen, entstand erst deutlich später. Erst nach der Entschlüsselung des genetischen Codes durch Watson und Crick (1958) wurden auch molekulare Therapien möglich.

Zunächst lag der Schwerpunkt der Krebstherapie in der operativen Entfernung bösartiger Geschwülste, mit meist schlechten Resultaten. Nach der Entdeckung der zellabtötenden Eigenschaften ionisierender Strahlen entwickelte sich als zusätzliches lokales Therapieverfahren die Strahlentherapie. Das Hauptproblem von Krebserkrankungen, die Metastasierung, konnten beide Behandlungsarten nicht lösen. Dies war erst durch die Entwicklung systemischer Therapien und der Anwendung entsprechender Medikamente um 1950 herum möglich. Diese Medikament, Zytostatika, machen auch heute noch einen wichtigen Teil der Krebsmedizin aus.

Die Entschlüsselung des genetischen Codes bedeutete einen Paradigmenwechsel für die Krebstherapie, weil nach und nach die Ursachen der Entartung von Körperzellen entschlüsselt werden. Daraus entstanden Anfang der 90er Jahre neue Therapiemöglichkeiten, die unter dem Namen Molekulare Medizin zusammengefasst sind. Diese ermöglicht die zunehmend zielgerichtete Behandlung von Krebskrankheiten mit z. T. deutlich geringeren Nebenwirkungen.

Parallel dazu zeigt sich, dass der Umgang mit Leitlinien differenziert werden muss, um individuelle Patienten-Konstellationen (Alter, Geschlecht, mögliche Behandlungsziele) zu berücksichtigen. Zum anderen machen die z. T. erheblichen Nebenwirkungen der Zytostatika ergänzende und unterstützende Maßnahmen notwendig, wie z. B. die Behandlung von Übelkeit und Erbrechen und die Behebung von Störungen der Blutbildung.

Die Naturheilkunde hat dazu beigetragen, dass zunehmend Anwendungen wie Physiotherapie und Ernährungsberatung in der Betreuung von Patienten mit Krebserkrankungen genutzt werden. Diese steigern nicht nur subjektiv das Befinden der Patienten, sondern können unter Umständen die Prognose entscheidend verbessern. Ähnliches gilt für eine gezielte psychologische Betreuung von Krebspatienten. Es muss betont werden, dass es sich hierbei – nach dem Verständnis der heutigen wissenschaftlichen Onkologie – durchaus um in der konventionellen Medizin

beheimatete Verfahren handelt. Komplementäre Therapien ermöglichen oft eine bessere Verträglichkeit der Krebsbehandlung und erhöhen die Fähigkeit der Patienten, mit der Krebserkrankung umgehen zu können, was indirekt dann doch auch die Prognose verbessern kann.
Entscheidend auch für eine Integration komplementärer Behandlungsverfahren in die jeweiligen Therapiekonzepte ist die wachsende Einsicht, dass erst ein konzertiertes Vorgehen im Sinne einer interdisziplinären Behandlungsplanung das optimale Behandlungs-ergebnis für den Patienten zeitigen kann. Die Abwägung der unterschiedlichen Therapieoptionen bezogen auf die individuellen Gegebenheiten der einzelnen Patienten ist ebenfalls wichtig für den Behandlungserfolg und die Compliance der Betroffenen. Dabei hat es sich bewährt, die unterstützenden Verfahren mit einzubeziehen. Die Krankheitsentstehung wird nicht mehr monokausal, sondern als ein Zusammenwirken von genetischen und Umweltfaktoren gesehen. Die Förderung der Bildung und Weiterentwicklung von Krebs-Spitzenzentren durch die Deutsche Krebshilfe mit Beteiligung der Deutschen Krebsgesellschaft zeigt, dass auch die Organisationen diesem Wandel des Denkens gerecht zu werden suchen.
Die Fortschritte der Molekularbiologie haben deutlich gemacht, dass auch bisher als relativ einheitlich aufgefasste Krebserkrankungen wie Darmkrebs oder Prostatakrebs durchaus Unterschiede aufweisen, die für die Behandlung bedeutend sind. Die Entwicklung prognostischer Biomarker, die die Behandlung steuern können, hat bereits angefangen und wird im optimalen Fall Ansätze definieren, die zu einer weitgehend „individualisierten" bzw. personalisierten Behandlung führen, die nicht nur die Besonderheiten des jeweiligen Krankheitsbilds berücksichtigt, sondern auch die erkrankte Person mit ihren Eigenschaften in die Behandlung integriert. Was braucht und will der Patient? „Salutogenetische" Faktoren werden zusehends als wichtig angesehen.
Die ursprüngliche Kontroverse zwischen konventioneller oder unkonventioneller Medizin verliert dabei zunehmend an Bedeutung, da die Grenzen zwischen beiden Bereichen seit jeher unscharf und fließend waren und bleiben, und gleichzeitig auch unkonventionellen Therapierichtungen wachsende Akzeptanz finden. Letztendlich ist entscheidend, ob sich die Behandlungsergebnisse objektiv reproduzieren lassen. Zu achten ist auf mögliche unerwünschte Wechselwirkungen zwischen verschiedenen Therapiemaßnahmen, insbesondere bei der Einnahme z. B. von Nahrungsergänzungsstoffen, die die Wirksamkeit einer medikamentösen Krebstherapie beeinträchtigen können und/oder zu verstärkten Nebenwirkungen führen.
In den letzten Jahren werden mit den Begriffen „komplementär" und „integrativ" verbindende Aspekte betont und in einer Definition von Ernst et al. wird die Möglichkeit einer konzeptuellen Erweiterung der Medizin zum Ausdruck gebracht:

> *"Complementary medicine is diagnosis, treatment and/or prevention which complements mainstream medicine by contributing to a common whole, by satisfying a demand not met by orthodoxy or by diversifying the conceptual frameworks of medicine." [2]*

Auf die Onkologie bezogen, beschreiben Cassileth et al. Behandlungen der Komplementärmedizin als solche, die ergänzend zur konventionellen Therapie angewendet werden, mit dem Ziel, Symptome besser zu kontrollieren, Beschwerden zu mindern und Lebensqualität zu verbessern. [3] Mit dieser Definition werden die Anwendungsbereiche und -ziele der Komplementärmedizin in der Onkologie zwar klar definiert, allerdings dabei nicht als eigenständiger Bereich der Medizin abgegrenzt, sondern vielmehr als Teil der supportiven bzw. palliativen Onkologie verstanden.
Wichtig zu bedenken ist, dass Behandlungen der Komplementärmedizin durchaus nicht nur als „Ergänzungen" der konventionellen Therapie in Erwägung gezogen werden, sondern auch als „Alternativen" dazu. Dies insbesondere, wenn Betroffenen die Krankheitssituation als „ausweglos" empfinden und nach „alternativen Möglichkeiten" suchen [4].

Eine Metaanalyse von Umfrageergebnissen zeigt, dass weltweit in den vergangenen 30 Jahren im Durchschnitt etwa 40 Prozent der Menschen mit und nach Krebserkrankungen zu irgendeinem Zeitpunkt des Krankheitsverlaufs Behandlungen der Komplementär- und Alternativmedizin angewendet haben. Dieser Anteil ist seit Ende der 1970er Jahre angestiegen, und es kann angenommen werden, dass er heute mehr als die Hälfte der Betroffenen umfasst [5].

Somatische, aber auch psychische Beschwerden und Belastungen durch die Therapie oder die Krebserkrankung sind zentrale Gründe dafür, dass Patientinnen und Patienten nach „ergänzenden" oder „alternativen" Behandlungen suchen und diese oft als unterstützend und hilfreich empfinden [6]. Häufig geäußerte Motive bei dieser Suche sind: „die Abwehr stärken", „selbst etwas zur Besserung beitragen", „jede Chance nutzen" und „nichts unversucht lassen" [7]. Solche Motive können Ausdruck eines aktiven Krankheitsverhaltens mit dem Bedürfnis nach Selbstbestimmung und Handlungskompetenz, aber auch Zeichen einer besonderen psychosozialen Belastung sein [8]. Sie drücken in bildhafter Form zentrale Handlungsziele der Krankheitsverarbeitung aus: die Sinnfindung, das Wiedergewinnen eines Gefühls von Kontrolle und das Wiederherstellen des Selbstwerts. Der Umgang mit der Komplementärmedizin spielt demnach für viele Krebspatientinnen und -patienten eine wichtige und hilfreiche Rolle in der Auseinandersetzung mit Krankheit und Kranksein.

Trotz einer beständig und rasch zunehmenden Zahl von klinischen Studien ist die Wirksamkeit vieler Behandlungen der Komplementärmedizin auch bei Brustkrebserkrankungen gegenwärtig klinisch nicht ausreichend belegt und die Kenntnisse zur Sicherheit sind noch lückenhaft, wie z. B. eine Übersichtsarbeit zu Traditionellen Chinesischen Medizin zeigt [9]. Das größte Risiko in der Anwendung der Komplementärmedizin wird darin gesehen, dass sinnvolle und wirksame konventionelle Behandlungen verzögert oder versäumt werden [10].

Trotz der noch begrenzten Kenntnisse zur Wirksamkeit weisen einige aktuelle Ergebnisse darauf hin, dass mit fachkundigem Einsatz der Komplementärmedizin Beschwerden wirksam gelindert werden können. Beispiele bei Brustkrebspatientinnen dafür sind:

Allerdings können in der Komplementärmedizin häufig eingesetzte Präparate, wie z. B. Vitaminsupplemente auch mit negativen Wirkungen verbunden sein, wie aktuelle Ergebnisse zur erhöhten Inzidenz von Endometriumkarzinomen nach längerer Einnahme von Folsäure und Vitamin B Präparaten nahe legen [22]. Darüber hinaus zeigen viele Untersuchungen zu Arzneimittelinteraktionen, dass Pflanzenextrakte, insbesondere auch der traditionellen asiatischen Medizinen, die Pharmakodynamik oder Pharmakokinetik zahlreicher synthetischer Medikamente, auch solcher, die häufig in der Behandlung des Mammakarzinoms eingesetzt werden, beeinflussen können [23]. Allerdings muss fachkundig mit der Interpretation solcher Untersuchungen zu Wechselwirkungen umgegangen werden, damit aus in-vitro-Untersuchungen zu isolierten Einzelstoffen einer Pflanze nicht vorschnell Rückschlüsse auf die Sicherheit einer Behandlung mit dem gesamten Pflanzenextrakt gezogen werden.

Ein kompetenter Umgang mit dem Thema Komplementärmedizin bietet die Möglichkeiten, die Qualität der onkologischen Behandlung zu verbessern [24], gerade auch in den schwierigen und ausweglos erscheinenden Krankheitssituationen. Allerdings sind kompetente ärztliche Beratung und Entscheidungen zu komplementärmedizinischen Behandlungen im onkologischen Behandlungsalltag kommunikativ und inhaltlich anspruchsvolle Aufgaben und sie treffen nicht selten auf komplexe Behandlungssituationen, in denen rasche Therapieerfolge nicht einfach zu erreichen sind. Sie erfordern eine Auseinandersetzung mit der Erlebnis- und Vorstellungswelt kranker Menschen und häufig auch ihrer Bezugspersonen, sind zeitaufwändig und begegnen immer wieder unrealistischen Erwartungen und Hoffnungen an die Diagnose- und Behandlungsmöglichkeiten von Krebserkrankungen [25].

Hierfür gibt es in der Fort- und Weiterbildung bisher kaum fachlich fundierte und den professionellen Bedürfnissen entsprechenden Angebote [26].
Da die konventionelle Medizin auf Grund reduktionistischer Prämissen konzeptionell auf einer partikularistischen, molekularbiologischen und mechanistischen Sicht beruht, fehlt es ihr an ganzheitlichem Denken und holistischen Therapieansätzen. Die zusätzliche Mitberücksichtigung psychosozialer Faktoren im Rahmen des biopsychosozialen Modells kann das mangels wissenschaftlicher Ganzheitskonzepten und -therapien nur ungenügend kompensieren.
Eine ganzheitliche Betreuung gehört aber zu den wichtigsten Bedürfnissen von Patienten [27], insbesondere auch bei solchen mit onkologischen Erkrankungen. Komplementär- und alternativmedizinische Verfahren werden von Patienten oft als ganzheitlicher und partizipativer erlebt, mit mehr Berücksichtigung von psychologischen, spirituellen und existenziellen sowie Kontextfaktoren und mit mehr salutogen und ganzheitlich ansetzenden Therapiemöglichkeiten [28].
Aus solchen Gründen hat sich die „Integrative Medizin" (IM) entwickelt, die evidenzbasierte Therapieoptionen und Anliegen der Komplementärmedizin in die akademische Medizin integrieren will. Dabei werden oft recht disparate Therapiekomponenten zusammensetzt, so z. B. molekularbiologisch begründete Chemotherapie und energetisch begründete fernöstlichen Verfahren, die sich konzeptionell kaum mit heutigen naturwissenschaftlichen Modellvorstellungen in Einklang bringen lassen.
Beispiele dafür sind die TCM oder Ayurveda, Homöopathie, die Naturheilkunde und die Anthroposophische Medizin (AM). In ihrem erkenntniswissenschaftlich begründeten Verständnis des Menschen unterscheidet die AM vier emergente Ebenen von Prozessen und Gesetzen, die in ihrer Einheit das Ganze der menschlichen Organisation ausmachen:

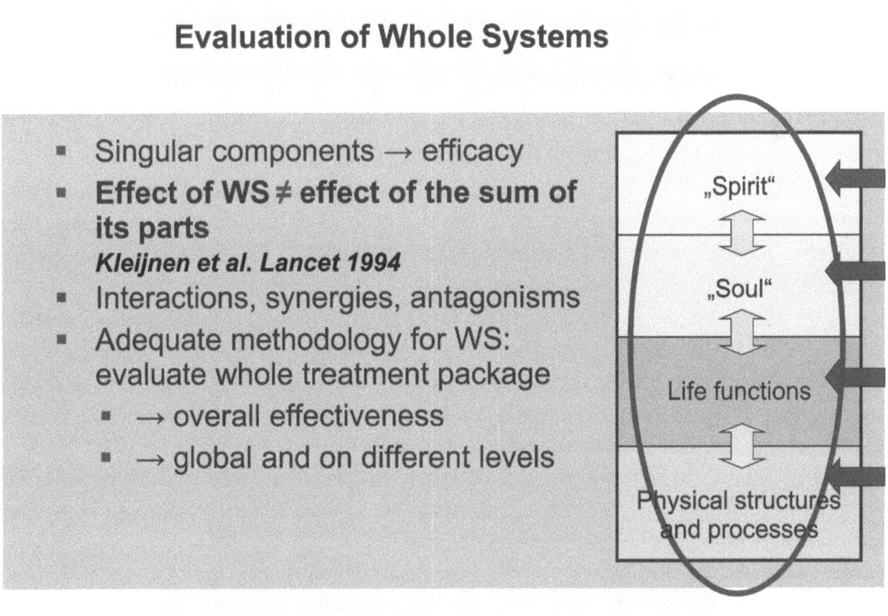

Abb. 4.2 Evaluation des therapeutischen Gesamtpakets

In der Onkologie ist die Anthroposophische Medizin ein Whole Medical System mit einer multimodalen und individualisierten Therapie, die sich vereinfacht so zusammenfassen lässt:
Aus diesem Grund kann eine WST, die ja explizit auf die gegenseitige Ergänzung verschiedener Komponenten unter einem Ganzheitsaspekt abzielt, nur durch eine Evaluation des therapeutischen Gesamtpakets in seinem adäquaten Kontext geprüft werden. Das kann ergänzt werden durch Studien über die Wirkung einzelner Therapiekomponenten, um den Einzelwert dieser Komponenten für sich abschätzen zu können. „Mixed Methods“ mit qualitativen Komponenten können verschiedene Aspekte von WS erfassen, die einander gegenseitig beleuchten.
Im Rahmen des Forschungsprogramms des Schweizerischen Nationalfonds für wissenschaftliche Forschung NFP34 wurde von 1993 bis 1998 die Wirkung der anthroposophisch erweiterten Onkologie als WS auf die Lebensqualität (LQ) bei Patienten mit fortgeschrittener Tumorkrankheit in drei Teilschritten evaluiert:

1. Eine *Registrierstudie* verglich die Patientenpopulationen des Instituts für Medizinische Onkologie der Universität Bern und der Lukas-Klinik Arlesheim, einer AM Tumorklinik mit überregionalem Einzugsgebiet. Resultat: Die Arlesheimer Patienten waren durchschnittlich jünger, häufiger Frauen und aus mehr städtischen Lebensorten, hatten höhere Schulbildung, ein aktiveres, sinnsuchendes Coping, häufiger Mammakarzinom, aber eine längere Tumoranamnese und schlechteren Allgemeinzustand [32].
2. Eine *dreiarmige randomisierte Studie* am Berner Universitätsspital verglich den Einfluss einer individualisierten ganzheitlichen AM-Zusatztherapie im ambulanten Setting auf die Lebensqualität bei Patienten mit fortgeschrittener Krebskrankheit, dies im Vergleich zur supportiv-expressiven Gruppentherapie nach Spiegel und im Vergleich zu keiner Zusatztherapie zur konventionellen Therapie, welche allen drei Gruppen gegeben wurde. Wegen Rekrutierungsproblemen blieben die auswertbaren Patientenzahlen zu klein für eine verantwortbare vergleichende statistische Auswertung der Lebensqualität. Die AM-Therapiegruppe wies aber die höchste Therapie-Compliance auf. Das waren Patienten ohne Präferenz für oder Kenntnis der AM bzw. aus der Berner Population mit niedrigerem soziodemographischem Status [33].
3. An der Lukas-Klinik, wo wegen der Patientenpräferenz nicht randomisiert werden konnte, wurde eine *einarmige prospektive Studie* bei Patienten mit fortgeschrittener Tumorkrankheit (N = 144, davon 38 Prozent Mammakarzinom) durchgeführt, um den Verlauf der Lebensqualität unter der vollen Whole Systems Therapie dieser Klinik im stationären Setting (durchschnittlich 3 Wochen) und danach bis 1 Jahr nach Hospitalisation zu untersuchen, nach der gleichen Methode wie in Bern (Lebensqualitätsinstrumente EORTC-QLQ C30, HADS, SELT-M, LASA).

Durch ein offenes Interview (mit qualitativer Analyse) vier Wochen nach Hospitalisation sollte untersucht werden, in welchen Dimensionen diese Patienten einerseits von der Anthroposophischen Medizin, andererseits von der konventionellen Onkologie profitiert hatten. Resultat: In allen 20 untersuchten LQ-Parametern wurde unter der Whole Systems Therapy eine durchschnittliche Steigerung der LQ im stationären Setting erreicht, bei 12 davon signifikant ($p<0.0025$). Das betraf alle untersuchten Dimensionen: globale, körperliche, emotionale, kognitive, spirituelle und soziale Lebensqualität. Vier Monaten nach Hospitalisation war die durchschnittliche LQ wieder gesunken, aber nicht bis zu den Ausgangswerten [34].
Bei der retrospektiven Therapiebewertung wurden positive Bewertungen für folgenden Dimensionen angegeben: ‚Wirkung auf Tumor und Körper‘, ‚emotionale Wirkungen‘, ‚kognitiv-spirituelle Wirkungen‘, ‚Langzeiteffekte‘, ‚Qualität menschlicher Beziehungen‘, ‚Qualität der Therapien, Infrastruktur, Organisation‘ und ‚Gesamtbeurteilung‘. Für die WST war eine positive Beurteilung mit Ausnahme von ‚Wirkung auf Tumor und Körper‘ in allen Dimensionen bedeutend häufiger; bei

'Wirkung auf Tumor und Körper' wurde der Nutzen der konventionellen Onkologie fast ausschließlich für den Tumor positiv erlebt, bei der WST auch für den Körper als Ganzen [35].

4.4 Vergleichende Effektivitätsforschung in der Onkologie

Claudia Witt

Claudia Witt, Inhaberin der Stiftungsprofessur der Karl und Veronica Carstens-Stiftung zur Erforschung der Komplementärmedizin an der Berliner Charité und Stellvertretende Direktorin des Instituts für Sozialmedizin, Epidemiologie und Gesundheitsökonomie, fordert mehr Studien, die der klinischen Praxis und der Patientenwirklichkeit gerecht werden.

To date, most clinical studies in oncology focus on efficacy. The results from those RCTs are usually summarized in systematic reviews and meta-analyses to inform policy makers for decision-making.

> *„Efficacy studies evaluate if a treatment works under more ideal conditions, thus a more homogenous patient population is included. Non-compliant participants and those with conditions which might reduce the effect are often excluded from the study."*

The treatment protocol is standardized, the compliance is monitored closely and more objective parameters are preferred used as primary measures for the treatment success. These efficacy studies do indeed have relevance; however for valid decision-making, more clinical trials on effectiveness and cost-effectiveness are required to provide realistic benefit estimates for future health care [36].

> *„Effectiveness studies look at whether a treatment works when used in routine care. There is less pre-selection of the patients, often resulting in substantial heterogeneity, more representative of the population under investigation. Furthermore, the treatment protocol is closer to routine care and patient-centered outcomes are used to determine the effectiveness."*

Different definitions for Comparative Effectiveness Research (CER) have been published. The Institute of Medicine (IOM) Committee defined CER as „the generation and synthesis of evidence that compares the benefits and harms of alternative methods to prevent, diagnose, treat, and monitor a clinical condition or to improve the delivery of care" [37]. The purpose of CER is to assist consumers, clinicians, purchasers and policy makers to make informed decisions that will improve health care at both individual and population levels.

The IOM Committee has also specified six defining characteristics of CER [38]. These include

1. directly informing a specific clinical decision from the patient perspective or a health policy decision from the population perspective
2. comparing at least two alternative interventions, each with the potential to be "best practice"
3. describing results at the population and subgroup levels
4. measuring outcomes – both benefits and harms – that are important to patients
5. employing methods and data sources appropriate for the decision of interest
6. research conducted in settings that are similar to those in which the intervention will be used in practice.

Furthermore for CER it is highly recommended that stakeholders (e.g. practitioners, clinicians, patients, payers) get involved when identifying relevant research topics, planning CER and interpreting the results.

„Comparative Effectiveness Research (CER) is a huge movement in the US and there is a lot of pressure by patients and decision makers behind it as well as a funding."

Oncology is a particularly challenging field for CER because new technologies are rapidly evolving, numerous new treatment regimens and targeted agents are available, and Integrative Medicine is reality. The Center for Medical Technology Development in the US brought together in 2010 national and global leaders in clinical trial design, comparative effectiveness research, and patient centered research to develop guidance and came up with six main recommendations [39]:

- CER studies in oncology are urgently needed.
- CER should fully engage patients and the general public.
- CER requires the development of new research methods (registry studies, pragmatic clinical trials and simpler variations of randomized trials).
- Genomics and personalized medicine must be central to all CER studies in oncology.
- CER results must be translated into clinical practice.
- The CER enterprise must address cost and value.

„The reality is that often study results do not fit to the patients you see in your practice. We all agree that RCTs are important but often these narrow, very experimental efficacy studies produce results that are not transferable into ususal care. And there is nearly no research on complex interventions."

2009 under the government of Obama CER was started and received funding. The whole movement is born from conventional medicine, but it can easily be transferred to integrative medicine. If it comes to efficacy and effectiveness, there is not black versus white, there is a huge grey area because most trials are somewhere in between. It is a conscious discussion whether to find the right balance between rigor and practice.

With the more pragmatic effectiveness studies you are closer to usual care: You try to include heterogeneous patients with co-morbidities, co-medication and use patient centered outcomes as endpoints [40].

„Oncological treatment should be evaluated in settings that are similar to those in which interventions are usually employed. So treatments should not only be evaluated in a standardized high end university setting, but also in outpatient settings and include typical populations on the subgroup level. CER is about comparing best care treatment options and the purpose of this research is to assist stakeholders to make informed decisions."

A very important point of CER in oncology is: You have to engage stakeholders when identifying the study questions, planning the study, and discussing the results. In addition further development of research methods is needed, and pragmatic trials play an important role within this field as well as genomics and personalized medicine.

4.5 Nebenwirkungen und ihr Stellenwert in der Behandlung von Brustkrebs

Ilka Schwidde

Ilka Schwidde, ehemalige Oberärztin für Senologie, Abteilung konventionelle Onkologie, Brustzentrum und Klinik für Senologie der Kliniken Essen-Mitte, resümiert ihre Recherchen zur Behandlung von Nebenwirkungen beim Mammakarzinom innerhalb des Seno-Expert-Projekts.

Therapieformen und -ziele beim Mammakarzinom unterscheiden sich danach, ob sie neoadjuvant, adjuvant oder palliativ angelegt sind. Relativ neu sind präventive Therapiestrategien, z. B. endokrine Therapien für Patientinnen über 60 Jahre oder mit so genannten Precursor Lesions (Risiko-Läsionen). Diese Therapien können nur bei ausreichender Compliance der Patientinnen wirken, wobei diese unterschiedlich sein kann, je nachdem, welcher Ansatz verfolgt wird.
Außerdem kann zwischen lokalen Therapien (Operation, Bestrahlung, Nachsorge) und systemischen (Chemotherapien, zielgerichtete, endokrine und osteoonkologische Therapien, Schmerztherapie) unterschieden werden. Die Therapiemöglichkeiten der Integrativen Onkologie umfassen sowohl lokale als auch systemische Behandlungen.
Akute Nebenwirkungen lokaler Therapien sind Übelkeit, Müdigkeit, Wundheilungsstörungen, Fettgewebsnekrosen, Bewegungseinschränkungen, Hautrötungen oder Epitheliolysen, die sich häufig zurückbilden oder auch ganz verschwinden können. Andere bleiben über Wochen, Monate oder gar länger bestehen wie z. B. Lungenfibrosen, sekundäre Malignome, kardiale Einschränkungen, Lymphabflussstörungen und -ödeme, Hyperpigmentierung, Erweiterungen von Hautgefäßen, eine Veränderung der Körperkontur und Veränderungen der Sexualität.
Besonders betroffen ist häufig der Gastrointestinaltrakt. Zu den Nebenwirkungen gehören Veränderungen an der Mundschleimhaut, im Analtrakt und an der Scheidenschleimhaut. Patienten können mit Gewichtszunahme, -abnahme oder sogar Kachexie reagieren. Supportiva wie Cortison, das bei Chemotherapien häufig eingesetzt wird, führen zu mehr Appetit und Gewichtszunahmen. Ähnliches gilt für die antihormonellen Therapien. Daneben gibt es natürlich noch Blutbildveränderungen (Anämie, Neutropenie, Thrombozytopenie, Blutungsneigungen).
Es gibt sichtbare Nebenwirkungen an der Haut, z. B. ein makulo-papulöses oder auch pustulöses Erythem, das üblicherweise unter Lapatinib auftritt und deutlich stigmatisierend sein kann, je nachdem, wo und in welcher Ausprägung es sich manifestiert. Das Hand-Fuß-Syndrom tritt vor allem unter 5-FU auf, mit Rötungen bis hin zu Blasenbildungen, was sich sehr schmerzhaft und im Alltag einschränkend auswirken kann. Nagelveränderungen erscheinen typischerweise unter Docetaxel, einem Taxan-Chemotherapeutikum, das bei Brustkrebs häufig eingesetzt wird. Die Kieferosteonekrose (ONJ), der Haarausfall, Paravasate und Rash sind weitere Nebenwirkungen mit deutlichen Einschränkungen der Lebensqualität für die Patientinnen.
Hormonassoziierte Nebenwirkungen entstehen durch therapiebedingte Hormonveränderungen im Körper, aber auch direkt durch antihormonelle Therapien. Von Tamoxifen gehen am häufigsten Hitzewallungen, Seh-, Blutungs- und Schlafstörungen sowie depressive Verstimmungen aus. Aromatasehemmer verursachen nicht selten Gelenkschmerzen und Wechseljahresbeschwerden wie auch Trockenheit oder Juckreiz der Scheide mit möglicherweise negativen Auswirkungen auf die Sexualität. Es kommt zu Fettstoffwechselveränderungen wie auch einer Osteoporoseneigung. Diese beiden Risiken sind für die Patientinnen individuell gegeneinander verschiebbar: Die unterschiedlichen Aromatasehemmer bedingen entweder mehr Fettstoffwechselprobleme oder mehr Osteoporose.
Das durch bestimmte Chemotherapien evtl. bedingte vorzeitige Eintreten der Menopause mit einer Amenorrhoe, also das Aus für einen möglichen Kindeswunsch, hat sicherlich sehr große Auswirkungen auf die Lebensqualität unserer nicht selten auch jungen Patientinnen.
Weitere systemische Nebenwirkungen können Ödeme und Ergüsse, Herzmuskelschädigungen, arterielle Hypertonie, Einschränkungen der Nierenfunktion, Polyneuropathie, sekundäre Malignome, Knochenschmerzen, Thrombembolien, Port-assoziierte Infektionen, kognitive Veränderungen des so genannten „Chemobrain“ und natürlich die Fatigue sein.
Wie interagieren Medikamente während der Behandlung? Die Entgiftungssysteme des Körpers liegen in den Enterozyten und Leberzellen und bedingen die Bioverfügbarkeit sowohl von Krebstherapeutika als auch von Phytotherapeutika.

Es gibt zwei Mechanismen: Der eine läuft über den Metabolismus und die Cytochrom P450-Enzyme, der andere über Transportvorgänge in so genannten Effluxtransportern, den P-Glykoproteinen (P-Gp). Das Cyp3A4 nimmt eine Sonderstellung ein, weil es der Hauptschutzmechanismus im Dünndarm ist und verantwortlich für den so genannten „First-Pass-Effekt". Das ist der Hauptmetabolisierungsweg für viele Medikamente und betrifft bestimmte Aromatasehemmer, die auf diesem Weg verstoffwechselt werden, Lapatinib, Tamoxifen, aber auch das Johanniskraut. Dabei gibt es hemmende und induzierende Substanzen: Cyp-Hemmer bedingen, dass die Wirkung ansteigt, vor allem aber auch die Nebenwirkungen intensiver werden. Cyp-Induktoren sorgen dafür, dass Substrate schneller abgebaut werden, dann bleibt weniger Zeit für die Wirkungsentfaltung. Das kann potenziell sogar ein Therapieversagen auslösen.

> *„Mögliche Wechselwirkungen gibt es bei den üblichen Chemotherapeutika genauso wie bei den Phytotherapeutika."*

Wie geht man mit Medikamenten-Wechselwirkungen in der Praxis um? Es gibt wenige Daten, die meisten wurden in vitro erhoben, nur wenige in vivo. Man kann davon ausgehen, dass Wechselwirkungen dann klinisch relevant sind, wenn eine simultane Induktion beider Mechanismen stattfindet, z. B. über Cyp3a4 und die Transportproteine. Das ist der Fall bei Hyperforin in Johanniskrautpräparaten, dem dafür wohl verantwortlichen Inhaltsstoff. Eine Alternative können Hyperforin-arme Präparate sein [41]. Eine irreversible Inaktivierung von Cyp-Enzymen ist auch möglich [42]. Man muss letztlich sehr vorsichtig bei der Interpretation von in-vitro-Daten sein, weil niemand weiß, ob sich diese Ergebnisse in vivo bestätigen. Aber bei Verdachtsmomenten kann man immerhin Alternativen bevorzugen [43] [44].

Wie kann eine Beratung von PatientInnen oder KollegInnen erfolgen? Ich habe die Erfahrung gemacht, dass es sinnvoll ist, ein offenes und aktives Gespräch zu führen, eingeleitet mit der Frage zu den Präparaten, welche die Patientin sonst noch einnimmt.

> *„Man ist erstaunt, was Patientinnen alles einnehmen – von Passionsblume bis zu Artischockenextrakt – viele Dinge, über die man als Schulmediziner gar nichts weiß, selbst wenn man immer schon naturheilkundlich interessiert war. Wenn man dann recherchiert, ist man erstaunt, was man alles herausfindet."*

Ich habe vieles über PubMed (www.ncbi.nlm.nih.gov/pubmed/), Fachinformationen und www.drugs.com recherchiert. Für die Phytotherapeutika ist die beste Seite www.allaboutherbs.org. Sideras et al. haben eine gute Übersicht zu möglichen Interaktionen verschiedener Medikamente aus dem internistischen Bereich mit Tamoxifen insbesondere über Cyp2D6 publiziert, die neben der in vitro-Situation auch die klinische Situation mit moderaten Interaktionen und alternativen Optionen auflistet [45].

PatientInnen sollten aktiv, offen, abwägend nach pro oder contra und spezifisch für bestimmte Zeiträume beraten werden: „Unter der Chemotherapie mit … Präparat X eher nicht, alternativ bei Behandlungsbedarf Akupunktur oder Präparat Y möglich; unter der antihormonellen Therapie ist Präparat X aber schon möglich…"

> *„Der wichtigste Aspekt ist, dass man der Patientin Alternativen aufzeigt, was man sonst noch tun kann. Denn ganz viele der Beschwerden, die sie mit bestimmten Präparaten behandeln möchte, lassen sich mit anderen Möglichkeiten der Integrativen Onkologie viel besser und vor allem ohne Medikamenten-Interaktionen therapieren."*

Aus Patientinnensicht ist die Fatigue die eindeutig wichtigste Nebenwirkung. Neuere Chemotherapie-Schemata wie z. B. der zunehmende Einsatz von wöchentlichen Paclitaxelgaben (dosisdicht)

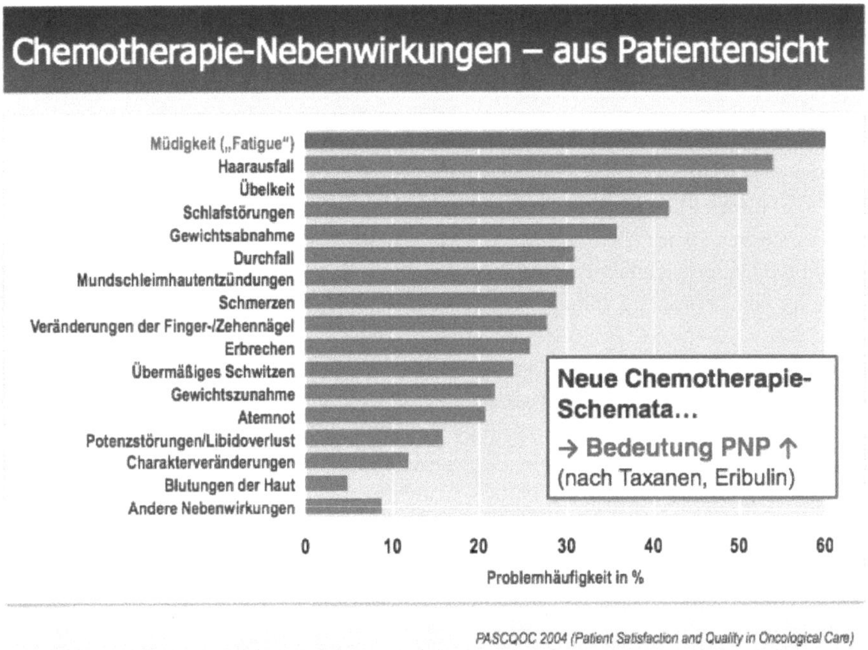

Abb. 4.3 Nebenwirkungen der Chemotherapie aus Patientensicht

bringen andere Nebenwirkungen mit sich. Taxane bedingen häufig eine Polyneuropathie (PNP), die bislang weder schul- noch komplementärmedizinisch gut behandelt werden kann. Eine Linderung der Beschwerden können z. B. Akupunktur oder Vierzellenbäder bringen. Hier muss dringend noch geforscht werden.

Warum ist es so wichtig, ein aktives Nebenwirkungsmanagement zu betreiben? Wir haben zunehmend Langzeitüberlebende beim Brustkrebs: Aktuelle Daten zeigen einen Langzeit-Benefit von Tamoxifen auch nach 15 Jahren, wenn die Patientin das Medikament fünf Jahre lang einnimmt statt nur zwei [46]. Eine gute Compliance ist wichtig, auch weil Supportiva eine intensivierte Chemotherapie überhaupt erst möglich machen. Neue zielgerichtete Therapien haben andere Nebenwirkungsspektren, mit denen wir noch umgehen lernen müssen. Mit den Verfahren der Integrativen Onkologie lassen sich therapieassoziierte Nebenwirkungen zwar nicht immer beheben, aber doch in hohem Maße lindern [47].

> *„Wenn wir die Nebenwirkungen gut behandeln, bewältigt die Patientin die Dosis, die sie braucht, damit wir den Krebs bekämpfen. Wenn wir die Dosis aber reduzieren müssen – unter eine Schwelle von 85 bis 90 Prozent – müssen wir damit rechnen, dass die Effektivität dieser Therapie gegen Null geht."*

4.6 Diskussion

Information und Compliance

Gustav Dobos:
Patienten fragen: Kann ich das oder das nehmen? Der normale Onkologe sagt dann häufig: „Nehmen Sie auf keinen Fall irgendwas. Sie haben eine schwere Krebserkrankung, da helfen diese naturheilkundlichen Sachen überhaupt nicht." Es ist also wichtig, dass der Onkologe die Interaktionen kennt. Denn sonst kontaktiert der Patient den Arzt in dieser Frage überhaupt nicht mehr. Die Chance für eine kompetente Information über ein Nebenwirkungsmanagement ist dann gleich null.
Markus Horneber:
Wir dürfen aber auch nicht den Eindruck erwecken, dass Komplementärmedizin die bessere supportive Therapie ist. Wir sollten zuerst auf die bewährten konventionellen Therapie setzen und dann sehen, wo und wie man diese sinnvoll ergänzen kann.

Lebensqualität

Günther Spahn:
Im Zentrum der Bemühungen muss die Lebensqualität stehen. Medikamentenstudien werden überwiegend ohne Daten dazu publiziert, wir sehen aber ständig neue Nebenwirkungen. Bei der Zertifizierung der onkologischen Zentren spielen sie leider keine Rolle, wie eine Debatte mit dem Zertifizierungsboard der Deutschen Gesellschaft für Hämatologie und Onkologie (DGHO) ergab. Auch epidemiologische Daten spiegeln maximal das Überleben, selten den Behandlungsmodus.
Hartmut Henß:
Die Lebensqualität spielt schon eine Rolle, wird aber nicht systematisch erfasst. Die klinischen Krebsregister werden dahingehend ergänzt.

Curriculum

Roman Huber:
Hängt das Bedürfnis des Patienten nach Komplementärmedizin überhaupt von den speziellen Therapien ab oder davon, dass er jemand gefunden hat, der ihm zuhört, in den er Vertrauen hat, wo sich eine Beziehung entwickelt? Ich glaube, dass die ärztliche Haltung eine ganz zentrale Rolle spielt, die sich in einem Curriculum niederschlagen muss. Man darf das nicht nur als Informationsveranstaltung sehen, wo Fakten über Fakten präsentiert werden. Sondern es geht darum, über andere Therapien sprechen zu können, dieses Bedürfnis ernst zu nehmen. Diese notwendige Offenheit in der ärztlichen Haltung müsste in das Curriculum einbezogen werden, und es müsste auch evaluiert werden, inwieweit dies umgesetzt werden konnte.
Thomas Breitkreuz:
Wie soll Komplementärmedizin real integriert werden? Die Onkologie hat eine enorme Entwicklung durchgemacht in Deutschland in den letzten Jahrzehnten. Wie kommt man – aus einer Parallelwelt – in die zertifizierten Zentren hinein? Curriculum, was heißt das: Geht es um ein Lernprogramm für Onkologen, das so extrahiert und translational nutzbar gemacht werden muss,

damit man mit wenig Voraussetzungen lernen kann? Wenn sie das gelernt haben: Wie entstehen dann multiprofessionale Teams?

Anna Paul:

Das Problem ist wirklich: Wie kann man eine interdisziplinäre Teamstruktur in einen normalen klinischen Ablauf integrieren, wo sie absolut nicht vorgesehen ist? Das heißt, es müssen Zeit und Raum geschaffen werden, neben den ganz normalen Abläufen, und das ist in einem ganz normalen klinischen Setting extrem anstrengend. Auch solche Aspekte müssten in einem Curriculum behandelt werden: Was sind die Abläufe für den Patienten? Was sind die Abläufe in der Klinik. Es geht um eine Ablaufmanagementstruktur.

Gustav Dobos:

Das Curriculum kann keine Fachkompetenzen ersetzen, aber ein Bewusstsein dafür schaffen, dass es in verschiedenen Berufsgruppen Kompetenzen gibt, die sinnvoll integriert werden können. An den großen deutschen CCC-Zentren wird sich noch einiges tun, wenn man die Entwicklung in den USA betrachtet. Dort verfügt jedes große Krebszentrum über eine Abteilung für Integrative Onkologie. Das kann ein ganz entscheidender Konkurrenzvorteil sein.

Matthias Rostock:

In den USA ist CAM häufig ein Add-on und wird nicht selten von medizinischen Hilfsberufen ausgeführt. Wir müssen uns dafür einsetzen, dass sich eine Komplementärmedizin auf hohem Niveau etabliert und nicht zu einem „Bioschnuller" verkommt, mit dem entsprechende Bedürfnisse der Patienten lediglich ruhiggestellt, aber nicht wirklich adäquat behandelt werden. CAM muss auf Augenhöhe funktionieren, das ist eine erhebliche Aufgabe für uns alle. Wir brauchen eine gehaltvolle Arbeit und eine gehaltvolle Forschung.

Literatur

[1] Kaptchuk TJ, Eisenberg DM: Varieties of Healing. 2: A Taxonomy of Unconventional Healing Practices. Ann Intern Med 2001; 135(3):196–204

[2] Ernst E, Resc KL, Mills S, Hill R, Mitchel A, Willoughby M et al: Complementary medicine – a definition. 1995. Br J Gen Pract 45(398): 506

[3] Cassileth BR, Chapman CC: Alternative and Complementary cancer therapies. Cancer 1996; 77(6):1,026–1,034

[4] Kappauf H, Gallmeier WM: Onkologische „Alternativmedizin" Psychodynamische Aspekte bei der Inanspruchnahme. Münch Med Wschr 1989; 131 Nr. 35: 618–622

[5] Horneber M., Büschel G., Dennert G., Less D. B., Ritter E., and Zwahlen M: How many cancer patients use complementary and alternative medicine: a systematic review and meta-analysis. Integrative Cancer Therapies. 2012 Sep;11(3):187–203. doi: 10.1177/1534735411423920. Epub 2011 Oct 21

[6] Verhoef MJ, Trojan L, Armitage GD, Carlson L, Hilsden RJ: Complementary therapies for cancer patients: assessing information use and needs. Chronic Dis Can 2009; 29(2): 80–88

[7] Correa-Velez I, Clavarino A, Eastwood H: Surviving, Relieving, Repairing, and Boosting Up: Reasons for Using Complementary/Alternative Medicine among Patients with Advanced Cancer: A Thematic Analysis. J Palliat Med 2005; 8(5): 953–961

[8] Davidson R, Geoghegan L, McLaughlin L, Woodward R: Psychological characteristics of cancer patients who use complementary therapies. Psychooncology 2005; 14(3): 187–195

[9] Zhang M, Liu X, Li J, He L, Tripathy D: Chinese medicinal herbs to treat the side-effects of chemo-therapy in breast cancer patients. Cochrane Database Syst Rev 2007; 4:1–36

[10] Han E, Johnson N, DelaMelena T, Glissmeyer M, Steinbock K: Alternative therapy used as primary treatment for breast cancer negatively impacts outcomes. Ann Surg Oncol 2011; 18(4): 912–916

[11] Walji R, Boon H, Guns E, Oneschuk D, Younus J: Black cohosh (Cimicifuga racemosa [L.] Nutt.): safety and efficacy for cancer patients. Support Care Cancer 2007; 15(8): 913–921
[12] Rostock M, Fischer J, Mumm A, Stammwitz U, Saller R, Bartsch HH: Black Cohosh (Cimifuga race-mosa) in tamoxifen-treated breast cancer patients with climacteric complaints – a prospective observational study (accepted). Gynecol Endocrinol 2011
[13] Pruthi S, Thompson SL, Novotny PJ, Barton DL, Kottschade LA, Tan AD et al: Pilot evaluation of flaxseed for the management of hot flashes. J Soc Integr Oncol 2007; 5(3):106–112
[14] Frisk J, Källstrom AC, Wall N, Fredrikson M, Hammar M: Acupuncture improves health-related quality-of-life (HRQoL) and sleep in women with breast cancer and hot flushes. Support Care Cancer 2011
[15] Liljegren A, Gunnarsson P, Landgren BM, Robeus N, Johansson H, RotsteinS: Reducing vasomotor symptoms with acupuncture in breast cancer patients treated with adjuvant tamoxifen: a randomized controlled trial. Breast Cancer Res Treat 2010
[16] Carson JW, Carson KM, Porter LS, Keefe FJ, Seewaldt VL: Yoga of Awareness program for menopausal symptoms in breast cancer survivors: results from a randomized trial. Support Care Cancer 2009; 17(10): 1,301–1,309
[17] Banasik J, Williams H, Haberman M, Blank SE, Bendel R: Effect of Iyengar yoga practice on fatigue and diurnal salivary cortisol concentration in breast cancer survivors. J Am Acad Nurse Pract 2011; 23(3): 135–142
[18] Bower JE, Garet D, Sternlieb B: Yoga for persistent fatigue in breast cancer survivors: results of a pilot study. Evid Based Complement Alternat Med 2011; 2011: 623168
[19] Henderson VP, Clemow L, Massion AO, Hurley TG, Druker S, Hebert JR: The effects of mindfulness-based stress reduction on psychosocial outcomes and quality of life in early-stage breast cancer patients: a randomized trial. Breast Cancer Res Treat 2011
[20] Pommier P, Gomez F, Sunyach MP, D'Hombres A, Carrie C, Montbarbon X: Phase III randomized trial of Calendula officinalis compared with trolamine for the prevention of acute dermatitis during irradiation for breast cancer. J Clin Oncol 2004; 22(8): 1,447–1,453
[21] Loo WT, Jin LJ, Chow LW, Cheung MN, Wang M: Rhodiola algida improves chemotherapy-induced oral mucositis in breast cancer patients. Expert opinion on investigational drugs 2010; 19 Suppl 1: 91–100
[22] Uccella S, Mariani A, Wang AH, Vierkant RA, Robien K, Anderson KE et al: Dietary and supplemental intake of one-carbon nutrients and the risk of type I and type II endometrial cancer: a prospective cohort study. Ann Oncol 2011; 22(9): 2,129–2,136
[23] Engdal S, Klepp O, Nilsen OG: Identification and exploration of herb-drug combinations used by cancer patients. Integr Cancer Ther 2009; 8(1): 29–36
[24] Horneber M, Rostock M: Komplementärmedizin in der Onkologie – Anregungen zu einem kompetenten Umgang. Best Practice Onkologie 2010; 4(5): 44–54
[25] Broom A, Adams J: Oncology clinicians' accounts of discussing complementary and alternative medicine with their patients. Health (London) 2009; 13(3): 317–336
[26] Joos S, Musselmann B, Miksch A, Rosemann T, Szecsenyi J: The role of complementary and alternative medicine (CAM) in Germany – a focus group study of GPs. BMC Health Serv Res 2008; 8: 127.
[27] Leuenberger P, Longchamp C: Was erwartet die Bevölkerung von der Medizin? Ergebnisse einer Umfrage des GfS-Forschungsinstitutes, Politik und Staat, Bern, im Auftrag der SAMW. In: Stauffacher W, Bircher J (Hrsg). Zukunft der Medizin Schweiz. Schweizerischer Ärzteverlag, Basel 2002: 181–235
[28] Bishop FL, Yardley L, Lewith GT (2007): A systematic review of beliefs involved in the use of complementary and alternative medicine. J Health Psychol 2007; 12(6): 851–867
[29] Heusser P: Anthroposophie und Wissenschaft. Beiträge zu einer ganzheitlichen Medizinischen Anthropologie. Schattauer, Stuttgart 2011
[30] Girke M: Welches Menschenverständnis leitet eine komplementärmedizinische Therapie? – Anthroposophische Medizin. In: Girke M, Hoppe J-D, Matthiessen PF (Hrsg). Medizin und Menschenbild. Deutscher Ärzte-Verlag, Köln 2006; 75–92
[31] Kleijnen J, de Craen AJ, van Everdingen J et al: Placebo effect in double blind-clinical trials: a review of interactions with medication. Lancet 1994; 344(8933): 1,347–1,349
[32] Von Rohr E, Pampallona S, van Wegberg B et al: Attitudes and beliefs towards disease and treatment in patiens with advanced cancer using anthroposophical medicine. Onkologie 2000; 23(6): 558–563

[33] Heusser P: Lebensqualität bei fortgeschrittener Tumorkrankheit. Anthroposophische Krebstherapie im Rahmen des nationalen Forschungsprogramms 34 (NFP34). In: Heusser P (ed): Akademische Forschung in der Anthroposophischen Medizin. Bd 3: Komplementäre Medizin im interdisziplinären Diskurs. Bern, Peter Lang 1999, 341–51

[34] Heusser P, Berger Braun S, Ziegler R et al: Palliative in-patient cancer in an anthroposophic hospital: II. Quality of life during and after stationary treatment, and subjective treatment benefits. Forsch Komplementärmed 2006; 13: 156–166

[35] Heusser P, Bertschy M, Burkhardt R et al: Langzeiterhaltung der Lebensqualität bei fortgeschrittener Krebskrankheit. Prospektive Studie über zwölf Monate während und nach stationärer Behandlung in einer anthroposophischen Klinik. In: Scheer R, Alban S, Becker H, Holzgrabe U, Kemper FH, Kreis W, Matthes H (Hrsg): Die Mistel in der Tumortherapie 2. Aktueller Stand und klinische Forschung. KVC-Verlag, Essen 2009: 477–493

[36] Conway PH, Clancy C. Comparative-Effectiveness Research – Implications of the Federal Coordinating Council's Report. N Engl J Med. 2009;361(328):330

[37] Institute of Medicine, ed.: What is Comparative Effectiveness Research? Initial National Priorities for Comparative Effectiveness Research. Washington D. C.: The National Academies Press; 2009: 29

[38] ibidem

[39] The Center for Medical Technology Policy (CMTP) 2010 National Leadership Summit on CER Priorities, Methods, and Policy: Building a Strategic Framework for Comparative Effectiveness Research in Oncology (http://www.cmtpnet.org/recent-articles/2010CERSummit.pdf, accessed September 13, 2011)

[40] Witt CM, Treszl A, Wegscheider K: Comparative Effectiveness Research: Externer Validität auf der Spur. Dtsch Arztebl 2011; 108(46): A 2,468–74

[41] Arold G et al.: No relevant interaction with alprazolam, caffeine, tolbutamide and digoxin by treatment with low-hyperforin St. John's wort extract. Plante Med 2005;71: 331–337.

[42] ibidem

[43] ibidem

[44] Sideras K et al.: Coprescription of Tamoxifen and Medications That Inhibit CYP2D6 J Clin Oncol (2010) 28: 2,768–2,776.

[45] ibidem

[46] Hackshaw A, Roughton M, Forsyth S et al.: Long-term benefits of 5 years of Tamoxifen: 10-year follow-up of a large randomized trial in women at least 50 years of age with early breast cancer. J Clin Oncol 2011; 29(13): 1,657–1,663

[47] Dobos G, Kümmel S: Gemeinsam gegen Krebs, Zabert-Sandmann-Verlag, ISBN-10: 3898832651.

5 Komplementäre Verfahren in der Onkologie I

5.1 Naturheilkunde gegen Depression und Erschöpfung bei Brustkrebs: Wie ist die Evidenz?

Rainer Stange

Rainer Stange, leitender Arzt der Abteilung für Naturheilkunde, Immanuel Krankenhaus und Charité – Universitätsmedizin Berlin, und Präsident des Zentralverbandes der Ärzte für Naturheilverfahren und Regulationsmedizin e. V. (ZAEN), beklagt mangelnde Forschung zu einem drängenden Thema.

Es gibt verschiedenste psychosomatische Beschwerden in der Langzeitbehandlung von Brustkrebspatientinnen. Als Ursachen kommen eine prämorbide Disposition, die durch die Brustkrebserkrankung reaktiviert werden bzw. exazerbieren kann, iatrogene Auswirkungen der onkologischen Therapien sowie eine Überlagerung beider Ätiologien in Frage. Begünstigend wirkt die Modulation der hormonellen Situation durch Chemotherapien und/oder anti-östrogene Therapien.

> *„Trotz einer bedeutenden Inzidenz und über den weiteren Verlauf auch Persistenz von Depression und Erschöpfung hat die onkologische Therapieforschung bislang wenig hiervon Kenntnis genommen."*

Integrative Onkologie. http://dx.doi.org/10.1016/B978-3-437-31628-9.00005-5

Insbesondere in der Rehabilitationsmedizin sind diese Indikationen jedoch schon seit geraumer Zeit als wichtige Therapieziele zur Hebung der Lebensqualität erkannt worden und häufig Teil klinischer Therapieangebote. Gleichzeitig könnte man die Brücke zur Psychoonkologie nutzen. Unter anderem werden in Reha-Verfahren häufig angeboten:

- psychonkologische Einzel- und Gruppengespräche
- künstlerische Therapien (Musik, bildende künstlerische Verfahren)
- körperorientierte Verfahren (Entspannungstechniken, Atemtherapie, Yoga, Tanztherapie etc.)
- medikamentöse Therapien

Die Hydro-/Thermotherapie und Klimaeinflüsse wirken sich vermutlich eher schwach aus, könnten aber aufgrund einer umfangreichen Praxis in der Rehabilitation sehr einfach untersucht werden. Die Deutsche Rentenversicherung betreibt Kliniken mit großen Fallzahlen (> 1.000 pro Jahr) in unterschiedlichen Klimata, in denen Krebspatientinnen quasi-stochastisch aufgenommen und behandelt werden. Daraus ließe sich leicht der Frage einer differenziellen Ergebnisqualität nachgehen.

Für Entspannungs- und körperorientierte Verfahren gibt es eine sehr ausführliche jüngere Übersichtsarbeit mit Meta-Analyse [1]. Die sämtlich randomisierten Studien zeigen, dass die Effektstärke für Erschöpfung sehr klein ist (13 Studien, mittlere Effektstärke -0,16), während es sich um ein leider über Jahre sehr anhaltendes Phänomen handelt. Für das Symptom Angst können die Verfahren durchaus mit milden Anxiolytika mithalten (22 Studien, mittlere Effektstärke -0,34), ähnlich verhält es sich bei Depression mit Antidepressiva (23 Studien, mittlere Effektstärke -0,35). Die Übersicht fasst allerdings bezüglich Intensität und Dauer der Interventionen sehr unterschiedliche Studien zusammen, sodass sich Aussagen jenseits der Effektivität zu Nachhaltigkeit oder gar Kosten-Nutzen-Effektivität erst nach intensivem Studium und Diskussion treffen ließen. Es wäre sicher lohnenswert, die Schlussfolgerungen hieraus in einem separaten Consensusprozess zu erarbeiten.

Während für MBSR neben basalen endokrinologischen Effekten [2] auch klinisch relevante untersucht und bereits in Übersichtsarbeiten beschrieben sind [3, 4], liegt zu zahlreichen anderen Therapierichtungen wie Yoga [5] oder Pilates [6] zumindest eine randomisierte Studie vor. Als Kontrollen dienten in den meisten Fällen Wartegruppen oder Pseudo-Interventionen. Nur ausnahmsweise wurden verschiedene Ansätze randomisiert in einer Studie untersucht. [7]

> ***„Es ist nicht möglich, im Analogieschluss Dinge, die wir von Nicht-Krebspatienten kennen, auf die Situation der Brustkrebs-Patientinen zu übertragen. Eine Empfehlung für bestimmte Therapieformen über definierte Zeiträume erscheint derzeit nicht möglich."***

Hinweise über eine in vitro-Effektivität der Winterkirsche oder auch des Johanniskraut gegen Krebbszellen gibt es in der russischen und asiatischen Literatur. Das heißt natürlich noch nicht viel für die klinische Praxis. Doch es gibt sicher Pflanzen, die sowohl stimmungsaufhellend wirken wie auch antikanzerogen.

5.2 Selen, Vitamine und Zink bei der Behandlung von Krebspatienten

Roman Huber

Roman Huber, Leiter des Uni-Zentrums Naturheilkunde, Universitätsklinikum Freiburg, stellt das heterogene Forschungsfeld rund um den Einsatz von Spurenelementen und Vitaminen in der Krebsbehandlung vor.

Tumorpatienten nutzen sehr häufig Supplements: 45 Prozent in etwa nehmen Vitamine ein, 40 Prozent Spurenelemente. Bei einzelnen Tumorarten sind die Zahlen noch höher. In einer großen Kohortenstudie [8] wurden 160.000 Personen acht Jahre lang beobachtet, und es traten über 9.000 Krebsfälle auf. 40 Prozent nahmen Vitamine ein, die Krebsinzidenz war genauso hoch wie bei den Personen, die keine Vitamine eingenommen hatten.

„Der ungezielte Einsatz von Vitaminen macht keinen Sinn."

Anders ist die Situation, wenn Patienten in ihrem Alltag eingeschränkt sind, sich nicht richtig ernähren können, weil sie mangelversorgt sind, kachektisch sind oder im Mundhöhlenbereich bestrahlt werden. Dann müssen Vitamine ggf. gezielt substituiert werden.
Der *Selengehalt* in Lebensmitteln hängt sehr stark vom Boden ab. Die Selenversorgung ist von daher regional unterschiedlich, in Deutschland wird sie als noch ausreichend eingeschätzt. Dieses Spurenelement hat biologische Effekte, weil die Aktivität der Glutathionperoxidase und anderer Enzyme direkt mit dem Selengehalt korrelieren. Ein ausreichender Selenspiegel ist daher wichtig, um verschiedenste antioxidative Reaktionen im Körper aufrechtzuerhalten.
Der tägliche Bedarf liegt bei Gesunden bei etwa 1 µg/kg Körpergewicht. Bei Tumorpatienten finden sich nach den Ergebnissen mehrerer Fall-Kontrollstudien häufig niedrigere Plasma-Selenspiegel als bei Gesunden. Zudem wird durch Strahlentherapie der Selenspiegel vermindert, auch bei Patientinnen mit Brustkrebs [9].

„Wird bei Brustkrebs-Patientinnen der Selenspiegel unter Strahlentherapie untersucht, findet man drastische Abfälle: Welche physiologische Bedeutung das hat und ob sich das auf den Krankeitsverlauf auswirkt, ist unklar."

In ersten randomisierten Studien zeigten sich Hinweise, dass die Verträglichkeit einer Strahlentherapie unter Selensubstitution verbessert wird [10,11]. Die Supplementierung mit Natriumselenit verminderte die Nebenwirkungen von Patientinnen die wegen Tumoren im kleinen Becken mit Strahlentherapie behandelt wurden. Dabei hat sich das Outcome nicht verschlechtert, allerdings waren in diese Studie nur 81 Patientinnen eingeschlossen. Was Vorbeugung von Krebs oder Verlangsamung der Progression von Tumorerkrankungen angeht, waren bisherige Interventionsstudien mit Selen meistens enttäuschend [12].
Lediglich bei Patienten mit Leberzirrhose, einer Präkanzerose für Leberkrebs und bei Dickdarmpolypen fanden sich Hinweise auf positive Effekte einer Selensubstitution: In großen chinesischen Interventionsstudien war die Leberkrebsrate bei Leberzirrhotikern unter Selensubstitution verringert [13]. Bei einer Metaanalyse von Patienten mit Dickdarmpolypen zeigte sich eine geringere Rezidivrate bei höheren Selen-Serumspiegeln [14]. Der Selen-Serumspiegel, der einfach zu bestimmen ist, ist bisher nur in relativ wenigen Studien berücksichtigt worden.

„Bei zukünftigen Studien sollte mehr darauf geachtet werden, den Selenspiegel (und nicht nur die Dosis der Einnahme) in Bezug auf den klinischen Verlauf zu betrachten."

Dass die Wirkung der antitumoralen Therapie (z. B. einer Strahlentherpie) durch das Antioxidans Selen vermindert wird, wurde zwar aufgrund hypothetischer Überlegungen vermutet, ist bisher aber noch in keiner Studie gezeigt worden.
Der menschliche Körper enthält 2 bis 4 Gramm *Zink*, die höchsten Konzentrationen werden davon in Prostata, Leber, Blut und Gehirn gefunden. Es ist als Kofaktor in vielen Enzymen (z. B. Metalloproteinasen, DNA-Polymerasen) beteiligt. Zudem ist es ein wichtiger Kofaktor verschiedener Hormone, wie z. B. Insulin, Thymulin (Aktivierung von T-Lymphozyten) und Gonadotropinen.
Zink ist schon deshalb interessant, weil es in bestimmten Organen akkumuliert wird, z. B. in der Prostata. Prostata-Karzinomzellen verlieren hingegen die Fähigkeit Zink zu akkumulieren. In der Su. Vi. Max Studie, an der über 5.000 Männer teilnahmen, wurde überprüft, ob acht Jahre Supplementierung mit einem zinkhaltigen Multivitaminpräparat das Risiko für Prostatakrebs beeinflusst [15]. Insgesamt kam es zu einer leichten, nicht signifikanten Risikoreduktion. Bei Männern mit normalem PSA-Wert zeigte sich im Beobachtungszeitraum eine signifikante Verringerung des Risikos, ein Prostatakarzinom zu bekommen, während Männer, die initial bereits einen erhöhten Tumormarker PSA hatten, unter Supplementierung ein tendenziell höheres Risiko für das Auftreten eines Prostatakarzinoms hatten. Die Datenlage ist also heterogen.

„In der Summe hat Zink keine positive Wirkung, bei Subgruppen aber vielleicht doch."

Weiterhin gibt es erste Daten, dass die Supplementierung mit Zink den Grad an Mukositis von Patienten mit Bestrahlung bei Kopf-bzw. Halstumoren verbessert [16].
Vitamin D3 beeinflusst neben dem Knochenstoffwechsel auch das Immunsystem, Zellproliferation und Zelldifferenzierung. Nach epidemiologischen Studien kommen bestimmte Tumorentitäten (wie das kolorektale Karzinom [17]) seltener vor, wenn ein hoher Vitamin-D-Spiegel im Blut vorliegt.
Zum Mamma-CA gibt es drei große Studien, die zeigen, dass die Vitamin D3-Aufnahme nicht mit dem Brustkrebsrisiko zusammenhängt. Dies fand sich sowohl bei prämenopausalen wie bei postmenopausalen Frauen und auch bei Frauen mit hohem Rezidivrisiko nach Mamma-Ca [18, 19, 20]. Auch in Interventionsstudien hatte Vitamin D3 zumindest in niedrigen Dosen keinen vorbeugenden Effekt.
Insgesamt besteht nach den aktuellen Studien für Selen, Zink und Vitamin D3 durchaus ein Potenzial in der Tumorprävention und auch in der Reduktion von Therapienebenwirkungen, das allerdings differenziert betrachtet werden muss. Ein allgemeiner Nutzen besteht nach aller Wahrscheinlichkeit nicht, wohl aber, wie dargestellt, ein möglicher Nutzen in bestimmten Risikokonstellationen oder Therapiesituationen.
Das bisherige Wissen über den Nutzen oder möglichen Schaden von Selen, Zink und Vitamin D3 ist in vieler Hinsicht unvollständig. Bei Selen bestehen große Unterschiede im Metabolismus und der biologischen Wirkung zwischen anorganischem Natriumselenit und organischen Selenverbindungen. Da viele Metaanalysen die Studien nicht getrennt betrachten, und da in den meisten Studien nicht der Selenspiegel kontrolliert wird, ergeben sich durch eine undifferenzierte Betrachtung Risiken für Fehlinterpretationen. Auch die Dosierungen von Selen, Zink und Vitamin D müssen differenziert betrachtet werden, da diese in den verschiedenen Studien z. B. beim Vitamin D um mehr als eine Zehnerpotenz auseinander liegen, und es sehr wohl sein kann, dass hohe Dosierungen ganz andere (positive oder negative) Wirkungen haben als niedrige.
Für das Mammakarzinom gibt es bisher keinen eindeutig nachgewiesenen Nutzen für den Einsatz von Selen, Zink oder Vitamin D3.

5.3 Evidenz und Praxis der Anthroposophischen Medizin in der Behandlung von Brustkrebs

Thomas Breitkreuz

Thomas Breitkreuz, Internist und Leitender Arzt am Paracelsus-Krankenhaus, Bad Liebenzell, diskutiert Effektivität und Sicherheit des Einsatzes der Mistel im Rahmen der Anthroposophischen Medizin sowie deren Kompatibilität mit anderen Formen der Integrativen Medizin.

Was kann der Beitrag der Anthroposophischen Medizin zur Behandlung von Brustkrebs sein? Es ist wichtig zu sehen, dass sie in allen klinischen Settings vertreten ist, und alle Versorgungsebenen abgedeckt sind. Es gibt Brustzentren mit Anthroposophischer Medizin, z. B. in Herdecke und Berlin, es gibt onkologische Fachabteilungen und Tumorkonferenzen. Wir bilden ganz konventionell auf Facharztniveau Onkologen aus, auch Internisten.

Gleichzeitig gibt es die typischen multimodalen anthroposophischen Therapien, die in einem Gesamtsetting stattfinden: Kunsttherapien, Bewegungstherapie, Heileurythmie, Wickel und pflegerische Anwendungen, Einreibungen und rhythmische Massage. Mistel und Hyperthermie sind spezielle Behandlungsansätze. Viele Menschen wissen nicht, dass es außerdem etwa 1.500 zugelassene und registrierte anthroposophische Medikamente gibt, die symptom- und konstitutionsbezogen eingesetzt werden, von Depression bis Fatigue, mit einem relativ breiten Spektrum. Das ist nicht ganz einfach zu erlernen.

> *„Kann man anthroposophische Therapie-Module translational in andere Behandlungssettings integrieren? Die Antwort ist: Ja."*

Doch man kann die Module aus dem Gesamtsystem herauslösen, in ein onkologisches Curriculum einbauen und in integrativ-onkologischen Settings einsetzen. Solche Erfahrungen liegen für ein breites Spektrum vor, das sich von Rehabilitationseinrichtungen über Palliativstationen bis hin zu onkologischen Zentren erstreckt. Ein Beispiel ist das Brustkrebszentrum in St. Gallen, wo sich ganze Teams in diese Richtung weitergebildet haben. Im Übrigen ist die Kunsttherapie, ursprünglich in der Anthroposophischen Medizin entwickelt, längst nicht mehr wegzudenken aus der Psychoonkologie.

Es gibt zwei verschiedene Transferoptionen: Entweder gehen ausgebildete zertifizierte anthroposophische Therapeuten in Behandlungsteams, oder man bildet Therapeuten aus, dann braucht man dafür ein Curriculum.

Die wissenschaftliche Datenlage für diese Module ist sehr unterschiedlich, was die Health Technology Assessments (HTA-Berichte zur Bewertung des Gesamtsystems der Anthroposophischen Medizin) deutlich ausweisen. Hinsichtlich der im Vergleich zur konventionellen Medizin prinzipiell unterschiedlichen Evidenzstruktur gelten weitgehend die von Fønnebø beschriebenen Merkmale ganzheitsmedizinischer Systeme [21]. Eine Sonderstellung nimmt die Misteltherapie ein, bei der einerseits „konventionelle" Studien und Reviews von RCTs bis zum Evidenzlevel 1a/b vorliegen und andererseits der „State-of-the-art" einer individuell angepassten Misteltherapie innerhalb der Therapierichtung jenseits von randomisierten Studien diskursiv erarbeitet wird. Entsprechend lassen sich allgemein verfügbare und umsetzbare Anwendungsempfehlungen von einer Therapie auf Expertenniveau unterscheiden.

Alle großen klinischen Studien zur Mistel stehen auf einer Homepage der Gesellschaft anthroposophischer Ärzte (www.mistel-therapie.de). Sie werden dort auch mit ihren Stärken und Schwächen bewertet, was wichtig ist, denn die Studien wurden mit einem schmalen Budget angefertigt. Sie spiegeln unterschiedliche Settings, unterschiedliche Patienten und unterschiedliche Designs wider. Die wenigsten sind RCTs, wie wir sie uns eigentlich wünschen würden.

Wie sieht es für den Brustkrebs aus? Es gibt einen Review über Viscum album in Breast and Gynecological Cancers [22], darin finden sich alle relevanten Studien. Danach erschien nur noch eine weitere Arbeit [23] zu Lebensqualität und Neutropenie bei Patientinnen mit frühen Stadien einer Brustkrebserkrankung.
Sieben klinische Studien, davon 4 RCTs, haben sich mit dem Überleben beschäftigt und zwar mit dem overall survival – davon hatten zwei ein signifikant positives Ergebnis, die zwei anderen hatten einen Trend. Darüber hinaus gibt es zwei nicht randomisierte, aber kontrollierte Studien.
Die Evidenz dieser Daten reicht aus heutigem Verständnis sowohl vom methodischen Design als auch von der Subgruppenbildung nicht aus, um eine wirkliche Aussage zum Überleben destillieren zu können, zumal für die verschiedenen Subgruppen des Mammakarzinoms. Aber es gibt Indikatoren. Es gibt klinische Studien zur Remission, bei denen es ähnlich ist.
20 Studien, davon die Mehrzahl RCTs, beschäftigen sich mit der Frage der Nebenwirkungen der konventionellen Therapie und der Lebensqualität. 19 davon haben ein positives Ergebnis, zwar wieder mit unterschiedlichen Evidenzwerten, doch ihre Ergebnisse decken sich mit der Behandlungserfahrung in den anthroposophischen Zentren. Ein gutes, repräsentatives Beispiel dafür ist die Piao-Studie [24].

> *„In unseren Kliniken erleben wir, dass die Mistelpatienten bezüglich Nebenwirkungen und Lebensqualität profitieren."*

Optimierungsfragen der Misteltherapie (nach Tumorentität, nach Wirtsbaum, nach Herstellungsverfahren, nach Dosierung, nach Patientenkonstitution, nach Applikationsweg) wurden 2008–2011 über eine 4-jährige Serie von insgesamt 8 dreitägigen Expertenworkshops der Gesellschaft Anthroposophischer Ärzte eingehend diskutiert; die Ergebnisse sollen demnächst publiziert werden und gehen in das Vademecum Anthroposophische Medizin ein. Zur gleichen Frage läuft seit dem Jahr 2010 eine großangelegte qualitative Studie des Institutes für angewandte Erkenntnistheorie und medizinische Methodologie (IFAEMM) in Freiburg („OPTIMIST" – Optimierung der Misteltherapie) an.
Der Verbindung von Grundlagen- und angewandter Forschung zur Mistel widmen sich die Mistel-Symposien in Nonnweiler (www.mistelsymposium.de). Die Methode der Cognition based Medicine (CBM) wurde entwickelt, um mit hoher Aussagekraft in sowohl explorativer als auch konfirmativer Intention am Einzelfall und in kleinen Patientenkollektiven Evidenz generieren zu können [25], sie wird inzwischen im universitären Kontext gelehrt, und es liegen erste exemplarische Publikationen beim Mammakarzinom vor [26].
Das *Vademecum Anthroposophische Arzneimittel* [27] wurde als internationales Projekt der AM entwickelt, um Anwendungserfahrungen anthroposophischer Medikamente indikationsbasiert strukturiert aufzuarbeiten, mit der wissenschaftlichen Literatur abzugleichen und in einem speziellen Review-Verfahren in differenzierte Behandlungsempfehlungen zu überführen. Dieser Vademecum-Prozess wird als eine spezifische „Technik" der Evidenzgenerierung der Therapierichtung angesehen. Die 2. Auflage des Vademecums in deutscher Sprache umfasst 492 anthroposophische Arzneimittel mit 1.297 Indikationen (darunter viele onkologische) und wurde unter Mitarbeit von 161 Ärzten aus 15 Ländern erarbeitet. Für die dritte deutsche Auflage 2012/13 werden derzeit die verschiedenen Mistelpräparate und -applikationen aufbereitet, die bislang nicht enthalten sind. Empfehlungen für den Einsatz bewährter anthroposophischer Medikamente im Rahmen der integrativen Onkologie (z. B. für Indikationsgebiete wie Fatigue, Tumorschmerz, Übelkeit/Erbrechen, Kachexie, Nachtschweiß, metastasierungsbedingte Organstörungen) für die Integrative Onkologie lassen sich aus dem Vademecum extrahieren. Ein *Vademecum anthroposophische Krankenpflege* befindet sich in Vorbereitung.

Probleme bei den Misteltherapiestudien: Es gibt eine Patientenpräferenz – das haben wir zuletzt an der Universitätsfrauenklinik in Heidelberg wieder erfahren – die dazu führt, dass sich die Patientinnen nicht randomisieren lassen wollen. Deshalb können Studien in Deutschland nicht mehr zustande kommen. Randomisierte Mistelstudien müssen zunehmend im Ausland stattfinden [28, 29]. Wir haben außerdem ein Finanzierungsproblem. Die Hersteller sind mittelständische Unternehmen. Der Mistelmarkt ingesamt beträgt in Deutschland knapp 40 Millionen. Wenn man dann weiß, was eine gute Level 1b-Studie kostet, dann versteht man die Schwierigkeiten.
Ein ganz großes Problem in der Bewertung von Mistelstudien ist die mangelnde Verblindbarkeit. Wegen der lokalen Reaktionen der Verum-Therapie werden die Möglichkeiten unterschiedlich bewertet. Deshalb kommen unterschiedliche Reviews in verschiedenen Punkten zu anderen Ergebnissen.
Wichtig sind Fragen der Sicherheit, die wir seit 30 Jahre lang in der Kommision C am BfArM mit großer Intensität diskutiert haben. Vor diesem Hintergrund sind die Bedenken, welche die Arbeitsgemeinschaft Gynäkologische Onkologie (AGO) in ihrer aktuellen Leitlinie äußert, nicht verständlich. Die Diskussionen im BfArM finden auf sehr hohem Niveau statt, und sämtliche Safety-Parameter gehen dort ein.

> *„Wir haben keinen Anhaltspunkt für Tumor-Enhancement durch die Mistel beim Mammakarzinom. Wir haben auch keinen Anhaltspunkt für eine Abschwächung der Wirkung der Chemotherapie in diesem Zusammenhang."*

Eine Möglichkeit, auch jenseits randomisierter Studien zu einer Evidenz zu kommen, ist das Netzwerk Onkologie [30]. Daran sind alle anthroposophischen Kliniken beteiligt. Es beinhaltet eine peinlich penible Tumor-Basisdokumentation mit exakter Abbildung des gesamten Verlaufs, konventioneller Therapie und anderer Module. Inzwischen wurden die Krankengeschichten von über 10.000 Patienten ausgewertet. Wir schließen jährlich 2.500 neue Patienten. Ingesamt macht der Brustkrebs etwa ein Drittel der Tumorentitäten aus.
Für eine kleine Gruppe Pankreaskrebspatienten können wir aus dieser Versorgungsforschung klar zeigen, dass sie in anthroposophischen Kliniken tatsächlich ein Overall-Survival hatten von median 15,3 Monaten, diese Daten stehen zur Publikation an.
Das Netzwerk Onkologie hat jetzt den Sprung nach Europa geschafft, es wird in ENIO umbenannt: European Network of Integrative Oncology. Es bietet eine umfangreiche Datenbank, der man sich auch anschließen kann, wo man Integrative Onkologie in einer guten Versorgungsforschung evaluieren kann.
Zusammenfassend lässt sich sagen:

- Ziemliche Sicherheit besteht in Studienlage wie Praxiserfahrung, dass die Mistel die Lebensqualität verbessert und Nebenwirkungen vermindert. Sie ist kein Risiko bezüglich Tumorenhancement und Wirkungsabschwächung der Chemotherapie [31].
- Innerhalb der Therapierichtung geben wir deshalb eindeutig eine positive Empfehlung für die Mistel während der Chemotherapie. Dieser Befund wurde erhoben für unterschiedliche Chemotherapie-Protokolle, darunter solche mit Einsatz von Anthrazyklinen, Taxanen, 5-FU und Gemcitabine (relevante Substanzen für das Mammakarzinom). Wir erleben im Alltag immer wieder, dass die Patienten um etwa ein Drittel weniger Nebenwirkungen haben. Stärkster Faktor ist die Fatigue.
- Aus meiner Sicht gibt es bisher keine wissenschaftlich validen Ergebnisse bezüglich des Überlebens bei Brustkrebs, weil die Daten zu heterogen sind.
- Wenn Sie den Wunsch haben, die Mistel in Leitlinien einzubringen, dann nutzen Sie bitte die Expertise, die es in der Kommission C und in der Therapierichtung gibt – das ist bis jetzt wenig der Fall.

- Mögliche Module aus der anthroposophischen Medizin für einen curricularen Transfer sind: Misteltherapie, Symptomorientierte Pharmakotherapie, spezielle pflegerische Anwendungen (Wickel, Einreibungen, Auflagen), Kunsttherapie, Heileurythmie.
- Das Netzwerk Onkologie liefert interessante Versorgungsforschungsdaten und auch eine Plattform zur Evaluation. Die stellen wir gerne zur Verfügung.
- An Modulen für den palliativen und pflegerischen Bereich haben wir großes Interesse. So wie wir gerne etwas herausgeben, was für unseren Bereich erarbeitet worden ist, wollen wir gerne auch im Bereich der Integrativen Onkologie lernen, was es sonst noch gibt, z. B. Akupunktur.

Nachfrage

Gustav Dobos:
Haben Sie die Mistel-Therapie nicht zu idealistisch dargestellt? Arndt Büssing hat eine DNA-Stabilisierung durch die Misteltherapie gezeigt?
Thomas Breitkreuz:
Eine DNA-stabilisierende Wirkung hat man an gesunden Brustzellen nachgewiesen. Sie stammen aus der Präklinik. Dort finden Sie aber auch Daten, dass die Mistel im Nacktmausmodell Tumore komplett zum Verschwinden bringt, dass die Apoptose durch die Mistel beschleunigt wird. Das, was wir auf hohem Niveau diskutiert haben, zeigt keine Beeinträchtigung der Chemotherapie.

5.4 Die Bedeutung von Spiritualitäten bei Krebspatienten

Arndt Büssing

Arndt Büssing, Lehrstuhl für Medizintheorie, Integrative und Anthroposophische Medizin an der Fakultät für Gesundheit der Universität Witten/Herdecke, über den Unterschied zwischen Glauben und Tun und die Frage, wie man Patienten bei ihren spirituellen Bedürfnissen verhelfen kann.

Der Mensch entwickelt sich – im Laufe seines Lebens, speziell in einer akuten Phase der Krankheit, während der Rehabilitation, im Umgang mit chronischer Beeinträchtigung und schließlich am Lebensende. In all diesen Lebensabschnitten entwickeln sich auch die Inhalte der ihn prägenden Spiritualität weiter. Auf all das, was sich im Laufe des Lebens bewährt hat, darauf kann man im Krankheitsfall (möglicherweise) zurückgreifen. Für einige ist ihre jeweils eigene Spiritualität eine Hilfe, um mit Krankheit und Leid umzugehen. Wer diese Seite bisher nicht an sich wahrgenommen hat, der wird sie vielleicht „reaktiv" ausprobieren, ob es für ihn stimmig ist.
Selbstverständlich gibt es viele verschiedene Spiritualitäten, so wie es auch verschiedenen Sprachen gibt, die zwar hinsichtlich ihrer „Funktion" Gemeinsamkeiten haben, sich aber in ihrer spezifischen Ausgestaltung deutlich unterscheiden können. In säkularen Gesellschaften werden Spiritualität und Religiosität als zwei separate Konstrukte gefasst (auch wenn es deutliche Schnittmengen gibt). Die Verwendung des Begriffs Religiosität steht zumeist im Zusammenhang mit institutionalisierten und organisierten Formen der Praxis und tradierten Glaubensinhalten, während man bei Verwendung des Begriffs Spiritualität eher an individualisierte und private Formen der Praxis und Glaubensinhalte denkt. Religion wäre dann die konsentierte Form und die spirituelle Erfahrung der sich entwickelnde Kern.
Die Bedeutungsinhalte der Spiritualität sind vom weltanschaulichen Kontext des Individuums abhängig und beziehen sich auf eine immaterielle, nicht sinnlich fassbare Wirklichkeit (Gott,

Wesenheiten, Kräfte), die dennoch erfahr- oder erahnbar ist und die der Lebensgestaltung eine Orientierung gibt. Hinsichtlich der Religiosität unterscheidet man die intrinsische und die extrinsische Religiosität. Vereinfacht gesagt spricht für eine extrinsische Religiosität, wenn man sich von ihr einen direkten Nutzen erwartet, also wenn ein Kirchgang aufgrund sozialer Aufmerksamkeit erfolgt oder eine spätere „Belohnung" erwartet wird. Bei der intrinsischen Religiosität spielen solche Dinge keine Rolle: Es geht um das, was einem Menschen am Herzen liegt, was ihn in seinem Leben trägt und leitet. Diese Form der Spiritualität ist dann etwas Unbedingtes – die sich aber natürlich auch im Kirchgang ausdrücken kann oder in anderen Formen der Praxis.
Wenn sich in amerikanischen Studien nun bestimmte Formen der organisierten Religiosität, insbesondere der Kirchgang und das Engagement in seiner Gemeinde, als relevanter protektiver Faktor hinsichtlich einer kardiovaskulären Mortalität andeutet [32], dann muss die Frage gestellt werden, ob Ähnliches auch in säkularen Gesellschaften zu beobachten wäre, bei denen der Kirchgang, auch bei nominellen Christen, nur eine geringe Ausübungshäufigkeit hat. Vielleicht sind hier auch andere Formen einer spirituellen Praxis bedeutsam.

„Man kann Spiritualität nicht verordnen."

Hinsichtlich der multidimensionalen Konstrukte Spiritualität bzw. Religiosität existiert eine Vielzahl von Definitionen und Konzeptionen [33]. Letztendlich geht es hierbei um die Hingabe an ein „höheres Lebensprinzip". Ken Pargament definierte Religion als „Search for significance in ways related to the sacred"[34]. Was einem bestimmten Menschen jedoch heilig ist, was für ihn eine unbedingte Bedeutung in seinem Leben hat, das kann sehr vielschichtig sein und sich einfachen Kategorisierungen entziehen.
Wenn man jedoch die mögliche Relevanz der Spiritualität (Inhalt) bzw. der Religiosität (Form) für den Umgang mit Krankheit beschreiben möchte, sollte man zwischen Einstellungen und (Glaubens-)Überzeugungen (Kognition/Emotion) auf der einen und die daraus resultierender konkreter Umsetzung im Alltag (Verhalten/Praxis) differenzieren. Systematische Überblicksarbeiten deuten an, dass ein religiöses Engagement bei Gesunden mit reduzierter kardiovaskulärer Sterblichkeit assoziiert ist, nicht jedoch bei bereits Erkrankten [35].
Eine Rolle scheinen dabei vor allem institutionalisierte Aktivitäten zu spielen, also z. B. Kirchgang und Engagement in der Gemeinde. Es waren jedoch nicht bestimmte innere Überzeugung oder Erfahrung, die hier einen Einfluss hatten. Der Kirchgang und das Engagement sind jedoch nicht losgelöst von den ihnen zugrunde liegenden inneren Überzeugungen zu sehen, die scheinbar auch mit einem günstigeren präventiven Gesundheitsverhalten einhergehen können. Die konkrete Praxis war hier als Indikator scheinbar wichtiger als bestimmte Glaubensüberzeugungen, die nicht notwendigerweise auch zu einem entsprechenden Alltagsverhalten führen müssen. Dass die spirituelle bzw. religiöse Haltung mit einem günstigeren Gesundheitsverhalten assoziiert sein kann, wird auch in einer anderen Übersichtsarbeit gezeigt, die Hinweise fand, dass ein vermindertes Krebsrisiko nur bei lebensstilassoziierten Tumoren (Rauchen, Alkohol, Ernährung usw.) besteht [36]. Der wichtigste Einflussfaktor war hier ein gesünderer Lebensstil, der mit dem religiösen Verhalten zusammenhing.
Aber was ist mit denjenigen, die bereits erkrankt sind? Auf bewährte und im Alltagsleben erprobte innere Haltung und Formen der Praxis kann man in Zeiten der Not zurückgreifen, während man sich auf spirituell begründete Interventionsangebote (z. B. Achtsamkeits-basierte Meditationsformen, Yoga, etc.) erst erprobend einlassen muss. Dementsprechend sind auch Enttäuschungen beobachtbar, wenn sich die jeweiligen Erwartungen nicht unmittelbar so erfüllen, wie es erhofft wurde. Somit kann – aus vielen Gründen – ein Interventionsangebot, das bei dem als sehr hilfreich empfunden wird, bei dem anderen „wirkungslos" bleiben.
Spiritualität ist, wie eine Vielzahl von Arbeiten belegen kann, eine wichtige Ressource im Umgang mit chronischer Krankheit – auch in einem eher säkular geprägten Land wie Deutschland [37].

„Spiritualität oder Religiosität können das Selbstwertgefühl stützen, dem Leben eine Bedeutung geben sowie emotionalen Trost und Hoffnung [38]. Das mögen, vordergründig betrachtet, vielleicht ‚weiche' Parameter sein, aber genau diese sind für den Patienten essenziell."

Untersuchungen an Patienten mit chronischen Schmerz- und Tumorerkrankungen zeigten, dass der selbst eingeschätzte Benefit der jeweils eigenen Spiritualität/Religiosität in einem bewussteren Umgang mit dem Leben gesehen wird, in einer tieferen Beziehungen zu Umwelt und Mitmenschen, zu Zufriedenheit und innerem Frieden verhilft, die innere Kraft fördert, einen besseren Umgang mit Krankheit ermöglicht – und als hilfreich erachtet wird, wieder geistige und körperliche Gesundheit zu erlangen [39].
Spiritualität ist somit als Halt und Hoffnung gebende intrinsische Ressource aufzufassen, die zumeist eine transzendente Ausrichtung im Sinne einer individuellen Eschatologie hat, um mit Krankheit und Leid umgehen zu können. Auch für Atheisten und Agnostiker können bestimmte Aspekte der Spiritualität von Relevanz sein, diese haben aber zumeist eine säkulare Konnotation.
Auf Seiten der Patienten bestehen oft dezidierte Bedürfnisse nach Hilfe und Unterstützung, die im Gesundheitssystem aber nur selten wahrgenommen werden. Eine amerikanische Untersuchung zeigte, dass sich 72 Prozent der Patienten mit fortgeschrittenen Tumorerkrankungen und ineffektiver primärer Chemotherapie in ihren spirituellen Bedürfnissen durch das medizinische System nicht bzw. nur minimal unterstützt fühlten, aber 47 Prozent auch nicht durch eine Religionsgemeinschaft [40]. Somit scheint es eine relativ große Gruppe von Patienten zu geben, bei denen Bedürfnisse bestehen, für die sie keinen adäquaten Ansprechpartner haben.
Frick und Mitarbeiter beschrieben 2006, dass sich die Mehrheit deutscher Tumorpatienten wünscht, dass sich ihr Arzt auch für ihre spirituelle Orientierung interessiert [41]. In einer Erhebung unter Patienten mit chronischen Schmerzerkrankungen gaben 23 Prozent an, mit einem Pfarrer/Seelsorger über ihre spirituellen/religiösen Bedürfnisse zu sprechen, 20 Prozent hatten scheinbar keinen Ansprechpartner und für 37 Prozent war es wichtig, mit einem Arzt über diese Bedürfnisse zu sprechen [42]. Dieser wird sich in den meisten Fällen hierfür aber gar nicht zuständig – oder zumindest nicht ausgebildet – fühlen.
Was sind diese psychosozialen und spirituellen Bedürfnisse? – Hier kann man vier Kerndimensionen differenzieren: (1) Verbundenheit (Liebe, Zugehörigkeit, Partnerkommunikation, Entfremdung, etc.), (2) Friede (innerer Friede, Hoffnung, Ausgeglichenheit, Vergebung, Distress, etc.), (3) Sinn/Bedeutung (Lebenssinn, Selbstverwirklichung, etc.) und (4) Transzendenz (spirituelle Ressourcen, positive oder negative Beziehung zu Gott/dem Heiligen, beten, etc.) [43]. Diese lassen sich den Kategorien sozial, emotional, existentiell und religiös zuordnen und stellen einen konzeptionellen Bezugsrahmen für Forschung und Praxis dar.
Untersuchungen unter Einbezug deutscher Patienten mit chronischen Schmerz- und Tumorerkrankungen haben gezeigt, dass religiöse und existentielle Bedürfnisse für die meisten Patienten von eher geringer Bedeutung sind, am ehesten noch für Krebspatienten, während die Kategorien Suche nach innerem Frieden sowie Weitergeben/Generativität von großer Bedeutung sind [44, 45, 46]. In der akuten Auseinandersetzung mit Krankheit und Leid können sich diese Bedürfnisfelder jedoch durchaus anders darstellen. Prädiktoren für diese psychosozialen und spirituellen Bedürfnisse waren die Bewertung von Krankheit als etwas Wertvolles, an dem man wachsen kann, sowie eine eingeschränkte Lebenszufriedenheit [47].
Das Bedürfnis chronisch Kranker nach innerem Frieden und Heilsein ist unmittelbar nachvollziehbar. Das Bedürfnis nach Weitergabe/Generativität hingegen umfasst den Wunsch, seine Lebenserfahrungen weitergeben und jemandem Trost spenden zu können, sowie Gewissheit zu ha-

ben, dass das eigene Leben sinn- und wertvoll war. Dieses Empfinden einer Verantwortung für und Verbundenheit mit anderen kann bewusster Ausdruck einer tief empfundenen Spiritualität sein – und/oder der Wunsch, „Spuren" zu hinterlassen, zu wissen, dass das eigene Leben Bedeutung hat.

> *„Die Patienten möchten heraustreten aus der passiven Rolle: Sie wollen nicht einfach nur behandelt werden – sie haben selbst etwas zu geben. Als Betroffene möchten sie selber Trost spenden, aus ihrem Leben erzählen: ‚Ich bin mehr als nur ein Symptomträger.'"*

Auch wenn die konventionellen religiösen und existentiellen Bedürfnisse eher gering ausgeprägt waren, heißt das nicht, dass sie bedeutungslos wären und vernachlässigt werden könnten. Insbesondere in der Palliativversorgung kommt dem Seelsorger sicher eine größere Rolle zu als in einer ambulanten Betreuung. Die Kompetenzen des Seelsorgers sind nicht nur für das „diagnostische" Gespräch bedeutsam, sondern auch für spirituelle Interventionen bei belasteten Patientengruppen [48]. In der Begleitung chronisch Kranker sind insbesondere Ärzte und Pflegende als Wahrnehmende dieser Bedürfnisse gefragt – aber zumeist nicht darauf vorbereitet und ausgebildet. Psychosoziale und spirituelle Bedürfnisse sollten im Gesundheitssystem ausdrücklich berücksichtigt werden. Erst wenn diese identifiziert sind, können Ärzte, Pflegende und Seelsorger, aber auch Angehörige, auf diese reagieren und die Betroffenen in ihrer Auseinandersetzung mit Krankheit und Leid unterstützen. Es bleibt, Methoden zu identifizieren, wie diese Bedürfnisse konkret angesprochen werden können. Eine interprofessionelle Begleitung erscheint naheliegend. Ärzte müssen die dezidierten spirituellen Haltungen und Einstellungen ihrer Patienten nicht teilen, sollten sie aber wertschätzen und entsprechend reagieren können. Eine adäquate Unterstützung der psychosozialen und spirituellen Bedürfnisse chronisch Kranker schafft letztendlich die Bedingungen, damit sich wesentliche Aspekte ihrer Lebensqualität verbessern können.

5.5 Die Bedeutung von Achtsamkeit bei Krebspatienten

Günther Spahn

Dr. med. Günther Spahn, als Arzt seit vielen Jahren tätig mit Schwerpunkt Onkologie und Palliativmedizin, Leiter des Centrums für Integrative Medizin und Krebstherapie, Klinik Öschelbronn, über die Rolle der Mindfulness Based Stress Reduction (MBSR) und die Ergebnisse aus 30 Jahren klinischer Forschung.

Mindfulness, wie wir sie in der *Mindfulness-based stress reduction* begreifen, meint, dass wir Achtsamkeit nicht nur durch formalisierte Übungen praktizieren, sondern Achtsamkeit ein Element unseres Alltags wird, das uns ermöglicht, jeden Moment in vollständiger Präsenz zu erleben. Achtsamkeit wird so etwas wie ein „Strom", der unsere Wahrnehmungen und Tätigkeiten begleitet.

MBSR ist hierfür ein Übungskonzept, das nicht nur unseren Patientinnen und Patienten zu einer besseren Lebensqualität verhilft, sondern auch uns Therapeuten. Es ist ein hilfreiches Instrument, das alle Berufsgruppen miteinander verbinden kann, die im Gesundheitswesen tätig sind. Aus meiner Sicht spielt es eine besonders wichtige Rolle bei der Versorgung von Krebspatienten, speziell auch von Brustkrebspatientinnen [49, 50].

„Wir wissen, dass mehr als 50 Prozent der Brustkrebspatientinnen ein Dysstress-Syndrom aufweisen. Wir wissen auch, dass sich beruflich bedingt 60 Prozent der behandelnden Onkologen stark gestresst fühlen."

Achtsamkeit kann zunächst enger eingegrenzt werden als fokussierte Aufmerksamkeit. Sie kann als wichtiges Instrument des Arzt-Patienten-Gesprächs begriffen werden und ist in allen Beratungsgesprächen von Tumorpatienten ein hilfreiches methodisches „Tool".

Mindfulness, wie wir sie durch Arbeiten von Jon Kabat-Zinn kennen, kommt aus der Vipassana-Meditation des Buddhismus und meint die Lenkung der Aufmerksamkeit auf den gegenwärtigen Moment, eine *„moment-to-moment-presence"*. Damit ist eine nicht-wertende, offen akzeptierende und zugewandte Geisteshaltung in der Wahrnehmung von Körperempfindungen, von Sinneseindrücken, von Gefühlen und Gedanken gemeint.

Im Rahmen des MBSR-Training steht der *BodyScan,* eine Übung, in welcher der Körper in seinen unterschiedlichen Empfindungen systematisch wahrgenommen wird, als ein Übungselement im Mittelpunkt. Dazu kommen leichte Yoga-Übungen und Formen der Alltagspraxis, in der das Element der Achtsamkeit geübt wird. Dazu zählt auch die Anleitung zur Meditation.

Das Einüben einer Kultur des Beobachtens, ohne zu werten, ist sehr wichtig im Hinblick auf die Situation einer Brustkrebspatientin, die im Laufe ihrer Erkrankung immer wieder einer Situation ausgesetzt sein kann, in der Rezidivängste im Raum stehen. Viele Patientinnen berichten, die MBSR kennen und regelmäßig üben, sagen, sie hätten ihren Rückfall nicht verkraftet ohne die Fähigkeit des nicht-wertenden Beobachtens.

Jon Kabat-Zinn hat das MBSR-Konzept Anfang der 80er Jahre zunächst bei Schmerzpatienten systematisch ausgearbeitet und als Programm 1982 veröffentlicht. Wir haben also 30 Jahre klinische Erfahrung mit MBSR, und es gibt eine intensive Grundlagen – wie auch klinische Forschung. Studien mit MBSR als randomisierte klinische Patientenstudien werden schon seit mehr als zehn Jahren durchgeführt. Relativ neu ist die Anwendung achtsamkeitsbasierter Methoden im Kontext speziell von Frauen, die an Brustkrebs erkrankt sind [51].

Eine Brustkrebserkrankung stellt für die Betroffene und Ihre Familie in nahezu allen Fällen eine Krisensituation dar, und für viele Frauen wird die Erkrankung zu einem dauerhaften Element in ihrem Leben – sei es in der Nachsorge oder in wiederkehrenden Therapiephasen. Dadurch kann eine chronische Stresssituation entstehen, die wiederum auf körperlicher Ebene Folgen zeigt: es kann zu einer Aktivierung der hypothalamisch-hypophysären-adrenergen Stressachse kommen und sekundär zu Veränderungen des Immunsystems. Es konnte gezeigt werden, dass achtsamkeitsbasierte Interventionen diese Veränderungen des Immunsystems günstig beeinflussen können [52, 53, 54].

„Leider ist unser Medizinsystem in keiner Weise auf die Vermeidung von Stress eingerichtet. Wir machen uns in der Onkologie keine Gedanken dazu, welchen Stress die Diagnostik, die Therapien wirklich induzieren. Das Überbringen schlechter Nachrichten wird an deutschen Universitäten nicht systematisch vermittelt. Allein das ist häufig ein Akutstressor bei Patienten. Die Patienteninformation zu komplexen Therapien, auch hier liegen ausreichend Studien vor, wird von Ärzten nicht gut vermittelt. Die Kenntnisse zur Salutogenese sind in Anfängen vorhanden, aber nicht systematisiert in den klinischen Kontext eingeführt. Mit dem Konzept eines inneren und äußeren Arztes arbeiten inzwischen sehr viele unserer Patientinnen und Patienten, wir Ärzte und Ärztinnen geben dem inneren Arzt unserer Patientinnen und Patienten noch zu wenig Raum."

Studien zeigen, dass mindestens 50 Prozent der Brustkrebspatientinnen in jedem Stadium der Krankheit, also auch nach der Behandlung und als sogenannte Langzeitüberlebende Symptome von Dysstress zeigen. Die Aktivierung der Stressachsen ist durch Neuroimaging und immunologische Studien gut untersucht. Wir haben in diesem Bereich klinisch-randomisierte Studien und Metaanalysen [55]. Die Stressreduktion bei Therapeuten ist im onkologischen Bereich noch kaum untersucht, Studien hierzu sind aktuell auf dem Weg.

Im Neuroimaging zeigt das funktionelle MRI bei MBSR-Übenden nach acht Wochen eine Aktivierung im Sinne einer Neuroplastizität – und zwar im Hippocampus, in der Amygdala, im paralimbischen Cortex, in der Insula. In der Immunologie und in der Stressachse von Hippothalamus, Hypophyse und adrenergem System sehen wir kleine und variable Effektgrößen, überwiegend im Bereich von 0,2 bis 0,5. Für manche Parameter ist auch kein Effekt nachweisbar. Gut untersucht in vielen Studien sind Kortisol, T-Lymphozyten gesamt, aber auch Subgruppen. Melatonin, Il 4, Il 6, Il 10, Herz- und Atemfrequenzraten sind ebenfalls oft in den MBSR-Studien verlaufsdokumentiert dokumentiert. Bei den Evidenz- und Effektgrößen aus randomisiert klinischen Studien verweise ich auf den Review von Matchim et al. [56].

Zu Brustkrebs allein lagen 2011 sieben randomisierte Studien vor. Zu verschiedenen Entitäten, vorwiegend zu Brust- und Prostatakrebs, gab es neun Studien. Ein Problem liegt darin, dass wir unterschiedliche Interventionsstärken haben, dass die Vergleichsgruppen unterschiedlich gewählt wurden oder dass unterschiedliche Messinstrumente eingesetzt wurden. Ein Teil der Studien gibt auch die Effektgrößen nicht an.

Nahezu durchgehend konsistente Ergebnisse gibt es in Bezug auf die Stressempfindung von Brustkrebspatientinnen. Die *Perceived Stress Scale* zeigt eine Effektstärke von 1,1.

In den Bereichen Coping und Ängstlichkeit haben wir das *State-trait Anxiety Inventory* mit einer Effektgröße von 1,3 [57], für Depression liegt sie weit darunter, die Effektgröße wird mit 0,3 angegeben. Die Lebensqualität, die in den meisten Studien mit dem EORTC QLQ C 30 Instrument gemessen wurde, zeigt schwache bis mäßige Effektstärken mit 0,2 bis 0,5. Sicher ein wichtiger Faktor ist die Verbesserung des Schlafes im Rahmen randomisierter MBSR-Studien: dieser liegt bei 0,6 [58].

Es gibt weiteren Forschungsbedarf im Bereich der klinischen Versorgungsforschung: Wenn MBSR breit angewendet wird, sollten wir auch überprüfen, ob es in der Versorgung wirklich nützt und effektiv ist. Dann wäre sicher eine noch breitere Anerkennung dieser Methode gegeben.

Nützlich wäre es auch, wenn sich die Forschenden im Bereich MBSR einigten, welche Messinstrumente die am besten geeigneten sind. Wir sollten uns auch nicht scheuen, harte Endpunkte wie das Überleben als Fragestellung anzugehen.

Weiterhin sollte der Einfluss des Gruppensettings und seiner einzelnen Module – der Meditation, des BodyScans, der Yoga-Elemente – geklärt werden. Interessant (auch im Hinblick auf die Kostenübernahme durch die Krankenkassen) ist der Dosiseffekt: Wieviel MBSR ist nötig – ist es ein sieben-, ein zehn- oder ein zwölfwöchiges Programm? Wieviel darf und soll der Patient/die Patientin zuhause üben? Deutlich weniger gut untersucht ist die Rolle anderer Übungsmethoden, die ebenfalls Achtsamkeit integrieren, wie etwa die Heileurythmie, die Kunst- oder Musiktherapie und spirituelle Praktiken wie das Gebet oder andere Formen der Spiritualität. Der transpersonale Psychologe und Vertreter einer postmodernen Spiritualität Ken Wilber sagt: „Meditation is first and foremost the search for God within".

Die Arbeitsgemeinschaft Gynäkologische Onkologie (AGO) hat MBSR/Achtsamkeitstraining im Blick auf die oben genannten Aspekte der Lebensqualität positiv bewertet und inzwischen in ihre Leitlinien in der Behandlung von Brustkrebspatientinnen integriert.

In ein Curriculum für Integrative Onkologie sollte MBSR nicht nur den Patienten und Patientinnen vermittelt werden. MBSR stellt ein wichtiges methodisches Konzept zur Verfügung, mit dem Ärzte und Pflegende auch im therapeutischen Gespräch und in möglicherweise belastenden Therapiesituationen im Umgang mit sich selbst eine salutogenetische Perspektive aufrecht erhalten können.

Davon wiederum profitieren nicht nur die Therapeuten, sondern auch indirekt die Patienten. Hierfür gibt es bereits aus nicht-onkologischen Therapiestudien überzeugende Hinweise, für die Onkologie müssen diese noch erbracht werden.
Zusammenfassend lässt sich sagen, dass die Methode der achtsamkeitsbasierten Stressbewältigung (MBSR) inzwischen einen festen und evidenzbasierten Platz im Kontext der Behandlung von chronischen Erkrankungen, auch im Kontext der Krebserkrankungen, gefunden hat.

5.6 Künstlerische Therapien in der Onkologie: Brustkrebs

Dietrich von Bonin

Dietrich von Bonin, Kunsttherapeut (ED), wissenschaftlicher Mitarbeiter Kollegiale Instanz für Komplementärmedizin (KIKOM), Universität Bern/CH, berichtet von der Erfahrungen in der Schweiz.

Methoden

Kunsttherapie (Künstlerische Therapie, Expressiv Arts Therapy) umfasst die Therapie und Prävention psychischer, psychosomatischer und somatischer Störungen und Krankheiten mit den Mitteln der bildenden und der darstellenden Kunst und somit aller Kunstgattungen. Häufig erfolgt eine Gliederung künstlerischer Therapiemethoden in Fachrichtungen, wie sie
auch im staatlich anerkannten Schweizer Berufsbild „Diplomierter Kunsttherapeut (ED)" vertreten sind:

- Bewegungs- und Tanztherapie
- Drama- und Sprachtherapie
- Gestaltungs- und Maltherapie
- Intermediale Kunsttherapie
- Musiktherapie.

In Deutschland ist noch kein solches gemeinsames Berufsbild vorhanden.
Kunsttherapeutische Methoden werden in der Onkologie, gegenwärtig vor allem im Rahmen der psychoonkologischen Versorgung während des gesamten Krankheitsverlaufs angewendet und können gemäß der S3-Leitlinie bei der Behandlung des Mammakarzinoms eingesetzt werden [59].

Wirkfaktoren

Kunsttherapeutische Wirkprozesse entstehen in der Triade aus Patient – Werk – Therapeut und beziehen damit immer ein „Drittes", das entstehende Werk, als Katalysator der therapeutischen Erfahrung mit ein. Die therapeutische Beziehung vollzieht sich nicht hauptsächlich in der Interaktion zwischen Patientin und Therapeut, sondern es wird das kreativ aus dem Nichts entstehende Werk der Patientin zum Angelpunkt der evozierten Transformationen und Reflexionen. Im Entstehungsprozess des Werkes formt sich ein neuer „Ort" im Raum (bildende Künste) oder in der Zeit (darstellende Künste), der Schutz, Sicherheit und Spiel-Raum gewähren kann. Die Therapeutin ist Begleiterin, Zuhörerin, Handreicherin der Klientin in diesem Prozess und kann die gewon-

nene Erfahrung bezeugen und sicherstellen. Der neue Ort ist ein im Kern prä- oder nonverbaler Handlungsraum, in dem die Klienten, im Dialog mit der eigenen Schöpfung, ihre Integrität und Autonomie trotz körperlicher und seelischer Versehrtheit immer neu erleben können.
Kunsttherapie vollzieht sich aktiv-handelnd und löst unmittelbare körperliche Reaktionen und Prozesse aus, die integraler Bestandteil des Behandlungsziels sind. Paolo Knill prägte als Charakteristik kunsttherapeutischen Erfahrens den Terminus: „low skill – high sensitivity" [60]. Ausgangspunkt der Therapie bilden einfachste Elemente wie Farbe oder Wort. Mit ihnen vertiefend, umkreisend und wiederholend zu arbeiten ermöglicht intensive dialogische Selbsterfahrungen am jeweiligen Medium.
Eindruck versus Ausdruck: Sehr oft stehen gerade Patientinnen mit der Diagnose Brustkrebs unter einem überwältigenden „Eindruck". Nicht nur die Diagnose, sondern auch die Mächtigkeit der heutigen Medizin können als massive Fremdsteuerung empfunden werden. Mit den Mitteln der Kunst-Therapie kann Ausdruck für das Unsagbare gesucht und der übermächtige Eindruck schrittweise transformiert werden.
Beim Mamma-Karzinom konnte gezeigt werden, dass die damit verbundenen Gefühle, wie Ohnmacht, Verzweiflung und Verlassenheit, sich bei gleichzeitigem Mangel an sozialer Unterstützung suppressiv auf die natürliche Aktivität der NK-Zellen (Killerzellen) des Immunsystems auswirken und mit einer ungünstigeren Prognose korrelieren [61].
Die oben postulierten prä- und nonverbalen Wirkfaktoren kunsttherapeutischer Interventionen stoßen Ausdrucks-und Transformationsprozesse an, die den genannten destruktiven Gefühlen Raum und Einhalt geben. Sie können Lösungswege aufzeigen und damit Selbstwirksamkeit und Selbstverantwortung als Kernbestandteile des Kohärenzgefühls verstärken.

Evidenz

Aus methodologischen und pragmatischen Gründen dominierten in der kunsttherapeutischen Literatur Einzelfallstudien und Fallserien; erst in neuerer Zeit finden sich randomisierte Studien, so zwei aktuelle Übersichtsarbeiten (2011), davon eine zur Musiktherapie [62]. In diesem Cochrane Review wurden 30 Studien analysiert – etwa die Hälfte mit aktiv ausgeübter Musiktherapie, die andere Hälfte passiv, mit gehörter Musik. Musiktherapie beeinflusst positiv Angst, Schmerz, Stimmung und Lebensqualität sowie auch die Herz- und Atemfrequenz und den Blutdruck.
Der Review von Wood et al. [63] zur Mal- und Gestaltungstherapie umfasst 12 Studien. Gestaltungs- und Maltherapie werden angewendet, um Nebenwirkungen der Krebstherapie zu verbessern und um mit Verlustgefühlen und Unsicherheit zurechtzukommen. Sie wirken positiv auf die Lebensqualität [64]. Die analysierten Studien sind von unterschiedlicher Qualität.
Ein weitere randomisierte, kontrollierte Studie [65] zeigt, dass nur fünf postoperative Maltherapie-Sitzungen ausreichen, um bis zu vier Monate nach den Interventionen signifikant Angst, Depressionen und somatische Reaktionen der Patientinnen verbessern zu können. Auch die Tanz- und Bewegungstherapie modifiziert bei Patientinnen mit Mamma-Karzinom die Lebensqualität günstig [66].
Grundsätzlich bleibt auch für die Kunsttherapie als zentrale Frage bestehen, inwieweit eine Forschungsmethodik, welche die Einmaligkeit jeder therapeutischen Situation nicht einbezieht sondern ausklammert, dem Forschungsgegenstand gerecht werden kann.

Zusammenfassung

Kunsttherapie übt einen positiven Einfluss auf die körperliche und emotionale Verfassung und das Distressniveau von Krebspatienten aus. Sie fördert die Selbstwirksamkeit und trägt zur Verbesserung der Lebensqualität bei. Ein günstiger Effekt hinsichtlich neuroimmunologischer Kompetenz und damit besserem klinischen Verlauf ist aufgrund der Wirkmechanismen denkbar, wurde aber bislang nicht explizit untersucht.

5.7 Diskussion

Spiritualität

Claudia Witt:
Ein Curriculum muss Wissen über diese Methoden vermitteln, aber es muss auch die Rolle des Arztes selbst thematisieren: Wie steht es überhaupt um meine Spiritualität? Wie sieht es mit meinem Stress aus? Wie kann ich achtsamer werden? Man müsste dazu Elemente eines Achtsamkeitstrainings direkt das Curriculum integrieren: lernen durch Erfahrung.
Gustav Dobos:
Das ist ein wichtiger Punkt, denn das Verdrängen solcher Fragen ist häufig der Grund dafür, warum Ärzte, anstatt auf die relevanten Punkte des Patienten einzugehen, lieber die nächste Chemotherapie empfehlen. Spirituelle Erfahrung sollte Teil des Curriculums sein.
Arndt Büssing:
Wir hatten das mit den Pflegenden zusammen begonnen, mehrere Module entwickelt, wo es auch darum geht, selbst heraus zu bekommen, was lebt in mir? Wenn jemand z. B. bewusst wird, dass er die Fähigkeit hat, empathisch zuzuhören, dann muss er nicht immer nur handeln. Er kommt dann mit einer ganz anderen – zuhörenden – Haltung zum Patienten.
Roman Huber:
Das schließt sich der Kreis mit der Verordnung von Zink und Selen. Sage ich zu dem Patienten: „Vergessen Sie das, es bringt ohnehin nichts" oder gehe ich auf ihn ein und erkläre, dass Supplemente in bestimmten Situationen wahrscheinlich ungünstig, im anderen vielleicht günstig sind? Im ersten Fall sagt sich der Patient, dem glaube ich nicht, und geht zum Nächsten, der etwas anderes sagt. Im anderen Fall kann ich ihn überzeugen. Die Technik der ärztlichen Gesprächsführung, aber eben auch Fragen der Haltung müssen Teil eines solchen Curriculums sein.
Claudia Witt:
Wir müssen auch die Frage stellen: Was ist das Gemeinsame, wo ist die Abgrenzung zur Psychoonkologie? Dieser Bereich wird in Deutschland von der Deutschen Krebshilfe unterstützt, er ist deutlich am Wachsen. Deshalb sollte man darauf achten, Synergien auszubauen und zu nutzen, anstatt etwas daneben aufzubauen.
Markus Horneber:
Man sollte dabei zwischen zwei Haltungen differenzieren: einer empathischen Haltung, aus der heraus die Beziehung gestaltet werden sollte, und einer wissenschaftlichen Haltung, in der sich um einen vollständigen Kenntnisstand z. B. zur Wirksamkeit einer bestimmten Therapie bemüht wird. Daraus kann ja eine Spannung entstehen, wenn die Forschungsergebnisse nicht so sind, wie ich es mir für eine bestimmte Therapie erhofft habe. Wie gehe ich damit um? Auch das könnte Teil eines Curriculums sein.

Evidenz

Gustav Dobos:
Wir werden natürlich alles re-evaluieren, was Teil des Curriculums werden soll. Es wird nicht nur eine Sichtweise geben, sondern es werden Cochrane Reviews eingearbeitet, wenn es sie gibt, um einen Ausgleich zwischen den unterschiedlichen Sichtweisen der Therapierichtungen zu schaffen.
Matthias Rostock:
Wie gehen wir mit Nichtwissen um? Es gibt gerade im Bereich der Komplementärmedizin so vieles, wo wir nichts wissen oder nur ganz wenig. Fatal wäre, wenn wir wirklich sagten, alles, was wir nicht wissen, wird auch nicht gemacht. Das Problem ist, dass unsere Medizin zunehmend von Leitlinien bestimmt wird, und in diesen wird meist nur das wiedergegeben, was wir ganz genau wissen. In einer guten Medizin müssen wir uns jedoch entfernen von einer paternalistischen Medizin, wo der Arzt der Experte ist und sagt, das musst Du jetzt tun, hin zu einer partnerschaftlichen Medizin, wo der Patient informiert wird: Das wissen wir, jenes wissen wir nicht, aber das sind unsere Möglichkeiten. Der Patient entscheidet mit. Ich glaube, die meisten Patienten wollen das, gerade im Bereich der Komplementärmedizin.
Roman Huber:
Das sind unglaublich viele komplexe Fragestellungen. In der Praxis gehen wir nach Wahrscheinlichkeiten vor – bei einem palliativen Patienten akzeptieren wir ein höheres Risiko als bei jemand, der knochenmarkstransplantiert ist und Aussicht auf Heilung hat. Wie gehen wir mit der Limitierung unseres Wissens um? Sagen wir: Alles, wo wir nicht sicher sind, machen wir nicht? Oder akzeptieren wir zumindest bei palliativen Patienten ein gewisses Risiko?

Kausalitäten

Sherko Kümmel:
Es kam z. B. die Aussage, der Selenspiegel sinke unter der Strahlentherapie um 50 Prozent. Muss man deshalb den Spiegel erhöhen? Vielleicht das Absenken des Selenspiegels einer der Gründe, warum die Strahlentherapie so erfolgreich ist, mit erheblichen Benefits für die Patientinnen?
Was die Chemotherapie angeht, so sind wir weg davon, pauschal darüber zu reden. Wir haben spezifische Medikamente, die spezifische Abbauwege haben und spezifische Nebenwirkungen verursachen. Wir wissen überhaupt nichts davon, wie wir da eingreifen – wenn wir z. B. Mistel geben, Redoxpotentiale ändern usw. Wir kombinieren inzwischen Antikörper. Wir müssen viel mehr daran arbeiten zu verstehen, was da eigentlich passiert im Körper.
Rainer Stange:
Diese wichtigen Fragen müsste uns die konventionelle Onkologie seit Jahrzehnten beantworten.

Integration

Thomas Breitkreuz:
Bei vielen salutogenen Therapieformen haben wir eher unspezifische Effekte – dass sich viel zu bewegen bei Brustkrebs etwas bringt, ist ja wirklich gut untersucht. Aber wie versetze ich die Patientin in die Lage dazu, wenn sie z. B. an einer Fatigue oder Depression leidet? Hier kommt der integrative Aspekt ins Spiel: Wie kommen die Dinge zusammen? Versorgungsforschung ist im

Moment das Beste, was wir als Praktiker in den Institutionen, in denen wir arbeiten, tun können. Wir schließen gerade eine aufwändige Studie mit inoperablen Pankreaspatienten in Serbien ab, die einen deutlichen Überlebensvorteil durch eine Misteltherapie zeigt. Der Effekt ist aber viel schwächer als in klinischen Settings, wo Patienten umfassender behandelt werden, bei denen verschiedene Therapien ineinander greifen bis dahin, dass jeder Patient in einer Teamsitzung besprochen worden ist, wo Heileurythmie-Therapeut, Kunsttherapeut, Arzt und Schwester miteinander diskutieren. Das muss man analysieren: Welchen Anteil hat das gesamte Setting? Welchen Anteil haben einzelne Module?

Anton Scharl:

Wir müssen uns Gedanken machen, was der Patient von uns erwartet und wieso er von uns wegläuft, von den konventionellen Medizinern. Es ist zwar wichtig, auf wissenschaftlicher Basis zu diskutieren, weil wir unsere Tätigkeit bewerten müssen. Aber die Frage ist, ob diese wissenschaftliche Sichtweise immer die ist, die für die Patienten wichtig ist. Was in der Medizin wegfällt, ist das Geheimnisvolle, das Schamanentum. Die Patienten wollen ja offensichtlich etwas, das sie nicht verstehen. Und wenn wir anfangen, alles was wir tun zu begründen, dann geht vielleicht auch der Komplementärmedizin der Zauber verloren. Wir können in der konventionellen Medizin wunderbar begründen, dass wir 30 Prozent mehr Überleben haben, wenn wir eine bestimmte Therapie anwenden. Aber die Patienten sind damit nicht zufrieden.

Deshalb müssen wir uns zwei Dinge überlegen: Erstens: Wie bringe ich die Ärzte dazu, mit dem Patienten aus dieser wissenschaftlichen Haltung, in der wir professionell miteinander sprechen, herauszugehen und vielleicht eine auch emotionale Seite einzunehmen? Also nicht nur auf Zahlen einzugehen, sondern auf das, was der Patient wirklich will. In einem Curriculum müssen wir das beibringen – im Gespräch mit dem Patienten von der rein wissenschaftlichen Rationalität auf eine eher emotionale, empathische Ebene zu wechseln.

Zweitens: Wir müssen uns bei den begrenzten Mitteln, die wir für Forschung haben, überlegen, was uns eigentlich wichtig ist. Wenn ich höre „Einfluss der Kunsttherapie auf die Überlebensrate“, dann ist das schön und gut, aber ist es nicht erst mal wichtig, die Lebensqualität zu steigern? Von der Chemotherapie erwarte ich mir keine Verbesserung der Lebensqualität, sondern der Lebenserwartung. Bei der Kunsttherapie erwarte ich mir eine Verbesserung der Lebensqualität. Man sollte nicht alles Mögliche untersuchen, sondern bei solchen Ansätzen die Lebensqualität in den Mittelpunkt stellen.

Barbara Kirschbaum:

Herr Scharl fragt: Warum laufen die Patienten der Onkologie weg? Meine Patientinnen haben Angst vor der Chemotherapie, vor den Nebenwirkungen. Da bringt es nichts, ein nettes Gespräch mit den Patienten zu führen, sondern da geht es wirklich darum, Therapien zu finden, die effektiv diese Nebenwirkungen lindern. Die Integrativen Therapieverfahren sind keine Wellnessmedizin, und wir müssen nachweisen, dass sie Wirkung haben.

Anton Scharl:

Ich war vielleicht zu pointiert. Für mich ist eine starke Motivation, mich um komplementäre Verfahren zu kümmern, der Wunsch, die Patienten zu schützen. Sie sollen nicht auf unseriöse Angebote hereinfallen. Ich respektiere den Wunsch der Patienten, auch selbst etwas tun zu wollen, und möchte ihnen gerne ein Angebot machen.

Barbara Kirschbaum:

Nehmen Sie eine vielleicht 30jährige junge Frau, die noch nie krank war, sich fit fühlt, ein triplenegatives Mammakarzinom hat. Sie wird operiert, bekommt die Chemotherapie und die Bestrahlung. Danach ist sie völlig verändert. Sie ist müde, sie hat Polyneuropathie, sie ist depressiv – von einer schönen jungen Frau verwandelt sie sich in sechs Monaten in eine Person, die deutlich gealtert und geschwächt ist. Das ist der Preis, den wir für ein längeres Überleben durch Chemotherapie zahlen. Davor haben die Patientinnen Angst. Es muss darum gehen, diese Folgen zu verändern.

Thomas Breitkreuz:

Schön wäre, für Patientengruppen und nicht einfach nur für „das Mammakarzinom" Therapiesettings zu schaffen, die tatsächlich best practice in der Senologie mit best practice im Hinblick auf die begleitenden komplementärmedizinischen Verfahren verbindet. Die Konsensus-Empfehlungen von St. Gallen unterscheiden beim Mammakarzinom klare Subgruppen mit spezifischen prognostischen Impacts. Die integrativen Therapiekonzepte müssen sich dieser Differenziertheit anpassen lernen.

Literatur

[1] Duijts SFA et al: Effectiveness of behavioural techniques and physical exercise on psychosocial functioning and health-related quality of life in breast cancer patients and survivors – a meta-analysis. Psychooncology 2011;20: 115–116

[2] Carlson LE, Sneca M, Patel KD, Goodev E, Mindfulness-based stress reduction in relation to quality of life, mood, symptoms of stress and levels of kortisol, dehydroepiandrosterone sulfate (DHEAS) and melatonin in breast and prostate cancer outpatients, Psychoneurodocrinology 2004; 29 (4): 448–7

[3] Matchim Y, Armer JM, Stewart BR: Mindfulness based stress reduction among breast cancer survivors: a literature review discussion. Oncol Nurs Forum 2011; 38 (2): 61–71

[4] Musial F , Buessing A , Heusser P , Choi KE , Ostermann T: Mindfulness-based stress reduction for integrative cancer care – a summary of evidence. Forsch Komplementmed 2011; 18(4): 192–202

[5] Carson JW, Carson KM, Porter LS, Keefe FJ, Shaw H, Miller JM, Yoga for Women with Metastatic Breast Cancer: Results from a Pilot Study, J Pain Symptom Manage 2007; 33: 331–41

[6] Eyigor S, Karapolat H, Yesil H, Uslu R, Durmaz B, Effects of Pilates exercises on functional capacity, flexibility, fatigue, depression and quality of life in female breast cancer patients: a randomized controlled study, Eur J Phys Rehabil Med 2010;46(4): 481–7

[7] Stange R, Dietrich-Bethge F, Ostermann T, Michalsen A, Uehleke B: Psychosomatic disorders in patients with breast cancer – RCT with three mindestens/body interventions. JCTM 2011: 31(suppl): 61

[8] Neuhouser ML, et al. Archives of Internal Medicine 2009 169(3): 294–304

[9] Franca CA, Nogueira CR, Ramalho A et al: Serum levels of selenium in patients with breast cancer before and after treatment of external beam radiotherapy. Ann Oncol 2011; 22(5): 1,109–1,112

[10] Muecke R, Schomburg L, Glatzel M et al (German Working Group Trace Elements and Electrolytes in Oncology-AKTE): Multicenter, phase 3 trial comparing selenium supplementation with observation in gynecologic radiation oncology. Int J Radiat Oncol Biol Phys 2010; 78(3): 828–835

[11] Büntzel J, Micke O, Kisters K et al: Selenium substitution during radiotherapy of solid tumours – laboratory data from two observation studies in gynaecological and head and neck cancer patients. Anticancer Res 2010; 30(5): 1,783–1,786

[12] Dennert G, Zwahlen M, Brinkman M et al: Selenium for preventing cancer. Cochrane Database Syst Rev. 2011; (5): CD005195

[13] Bjelakovic G. et al., Antioxidant supplements for preventing gastrointestinal cancers. Cochrane Database Syst Rev. 2008 Jul 16;(3): CD004183

[14] Jacobs ET, Jiang R, Alberts DS et al: Selenium and colorectal adenoma: results of a pooled analysis. J Natl Cancer Inst. 2004; 96(22): 1,669–1,675

[15] Meyer F, Galan P, Douville P: Antioxidant vitamin and mineral supplementation and prostate cancer prevention in the SU.VI.MAX trial. Int J Cancer 2005; 116(2): 182–186

[16] Watanabe T et al: Polaprezinc prevents oral mucositis associated with radiochemotherapy in patients with head and neck cancer. Int J Cancer. 2010 Oct 15; 127(8): 1,984–90

[17] Ma Y et al.: Association between vitamin D and risk of colorectal cancer: a systematic review of prospective studies. J Clin Oncol. 2011;29 (28):3,775–82
[18] Eliassen AH et al.: Plasma 25-hydroxyvitamin D and risk of breast cancer in the Nurses' Health Study II. Breast Cancer Res. 2011;13 (3):R50
[19] McCullough ML et al.: Serum 25-hydroxyvitamin D concentrations and postmenopausal breast cancer risk: a nested case control study in the Cancer Prevention Study-II Nutrition Cohort. Breast Cancer Res. 2009; 11 (4): R64
[20] Jacobs ET et al., Vitamin D and breast cancer recurrence in the Women's Healthy Eating and Living (WHEL) Study. Am J Clin Nutr. 2011 Jan;93(1):108–17. d
[21] Fønnebø V, Grimsgaard S, Walach H, Ritenbaugh C, Norheim AJ, MacPherson H, Lewith G, Launsø L, Koithan M, Falkenberg T, Boon H Aickin M: Researching complementary and alternative treatments – the gatekeepers are not at home. *BMC Medical Research Methodology* 2007, 7:7
[22] Kienle GS, Glockmann A, Schink M, Kiene H: Viscum album L. extracts in breast and gynaecological cancers: a systematic review of clinical and preclinical research. Journal of Experimental & Clinical Cancer Research 2009, 28: 79
[23] Tröger W, Jezdic S, Zdrale Z, Tisma N, Hamre HH, Matijasevic M: Quality of Life and Neutropenia in Patients with Early Stage Breast Cancer: A Randomized Pilot Study Comparing Additional Treatment with Mistletoe Extract to Chemotherapy alone. Breast Cancer: Basic and Clinical Research 2009:3 35–45
[24] Piao BK, Wang YX, Xie GR, Mansmann U, Matthes H, Beuth J, Lin HS: Impact of complementary mistletoe extract treatment on quality of life in breast, ovarian and non-small cell lung cancer patients. A prospective randomized controlled clinical trial. Anticancer Res 2004, 24: 303–309
[25] Kiene H.: Komplementäre Methodenlehre der klinischen Forschung. Cognition-based Medicine. Berlin – Heidelberg – New York: Springer; 2001, 193 S. ISBN 3-540-41022-8
[26] Wode K, Schneider T, Lundberg I, Kienle GS: Mistletoe treatment in cancer-related fatigue: a case report. *Cases Journal* 2009, 2: 77
[27] Gesellschaft Anthrop. Ärzte in Deutschland (Hrsg.): Vademecum Anthroposophische Arzneimittel. Supplement zur Zeitschrift Der Merkurstab, 2. Auflage 2010, Buch und CD
[28] Kim M-H, Park Y-K, Lee S-H, Kim S-C, Lee S-Y, Kim C-H, Kim Y-K, Kim K-H, Moon H-S, Song J-S, Park S-H: Comparative study on the effects of a *Viscum album* (L.) extract (mistletoe) and doxycycline for pleurodesis in patients with malignant pleural effusion. 51th Meeting of The Korean Association of Internal Medicine. Korean Journal of Medicine 1999: 57:S121
[29] Tröger W, Jezdic S, Zdrale Z, Tisma N, Hamre HH, Matijasevic M: Quality of Life and Neutropenia in Patients with Early Stage Breast Cancer: A Randomized Pilot Study Comparing Additional Treatment with Mistletoe Extract to Chemotherapy alone. Breast Cancer: Basic and Clinical Research 2009: 3 35–45
[30] Schad F, Teodoridis CM, Albrecht U, Hoffmann G, Jeschke E, Stumpf C, Fricke L, Breitkreuz T, Baute R, Paxino C, Hesse M, Gutsch J, Matthes B, Debus M, Seibt H, Arndt L, Matthes H: Das Netzwerk Onkologie (NO). Aufbau und Etablierung eines Forschungsverbundes in der anthroposophisch orientierten, onkologischen Medizin. Der Merkurstab 2007, 3: 234–237
[31] Kienle GS, Grugel R, Kiene H: Safety of higher dosages of Viscum album L. in animals and humans – systematic review of immune changes and safety parameters. BMC Complementary and Alternative Medicine 2011, 11: 72
[32] Chida Y, Steptoe A, Powell LH: Religiosity/spirituality and mortality. A systematic quantitative review. Psychother Psychosom 2009; 78: 81–90
[33] Zwingmann, C, Klein C, Büssing A: Measuring Religiosity/Spirituality: Theoretical Differentiations and Characterizations of Instruments. Religions 2011;2: 345–357
[34] Pargament, K. I.: The psychology of religion and coping: Theory, research, practice. New York: Guilford Press, 1997.
[35] Chida Y, Steptoe A, Powell LH: Religiosity/spirituality and mortality. A systematic quantitative review. Psychother Psychosom 2009; 78: 81–90
[36] Hoff A, Johannessen-Henry CT, Ross L, Hvidt NC, Johansen C: Religion and reduced cancer risk: what is the explanation? A review. Eur J. Cancer 2008; 44: 2,573–2,579
[37] Appel C, Müller C, Murken S: Subjektive Belastung und Religiosität bei chronischen Schmerzen und Brustkrebs. Ein Stichprobenvergleich. Schmerz 2010 · 24: 449–458

[38] Thuné-Boyle IC, Stygall JA, Keshtgar MR, Newman SP. Do religious/spiritual coping strategies affect illness adjustment in patients with cancer? A systematic review of the literature. Soc Sci Med. 2006;63: 151–164
[39] Büssing A, Fischer J, Ostermann T, Matthiesen P. F. Reliance on God's help, depression and fatigue in female cancer patients. Int J Psychiatry Med 2008; 38(3): 357–372
[40] Balboni TA, Vanderwerker LC, Block SD, Paulk ME, Lathan CS, Peteet JR et al. Religiousness and spiritual support among advanced cancer patients and associations with end-of-life treatment preferences and quality of life. J Clin Oncol 2007; 25(5): 555–560
[41] Frick E, Riedner C, Fegg MJ, Hauf S, Borasio GD. A clinical interview assessing cancer patients' spiritual needs and preferences. Eur J Cancer Care (Engl). 2006; 15 (3): 238–243
[42] Büssing A, Michalsen A, Balzat HJ, Grünther RA, Ostermann T, Neugebauer EA, Matthiessen PF Are spirituality and religiosity resources for patients with chronic pain conditions? Pain Med. 2009b, 10, 327–339
[43] Büssing A, Koenig HG: Spiritual needs of patients with chronic diseases. Religions 2010; 1: 18–27
[44] Büssing A, Balzat JH, Heusser P: Spiritual needs of patients with chronic pain diseases and cancer – Validation of the Spiritual Needs Questionnaire. European Journal of Medical Research 15(6), 2010 266–273
[45] Büssing A, Lux EA, Janko A, Kopf A: Psychosoziale und spirituelle Bedürfnisse bei Patienten mit chronischen Schmerz- und Krebserkrankungen. Deutsche Zeitschrift für Onkologie 2011; 41: 39–73;
[46] Büssing A, Lux EA, Janko A, Kopf A, Frick E: Zusammenhänge zwischen psychosozialen und spirituellen Bedürfnissen und Bewertung von Krankheit bei Patienten mit chronischen Erkrankungen. Spiritual Care 2012; 1: 57–73
[47] Büssing A, Lux EA, Janko A, Kopf A, Frick E: Zusammenhänge zwischen psychosozialen und spirituellen Bedürfnissen und Bewertung von Krankheit bei Patienten mit chronischen Erkrankungen. Spiritual Care 2012; 1: 57–73
[48] Monod SM, Rochat E, Büla CJ, Jobin G, Martin E, Spencer B (2010) The spiritual distress assessment tool: an instrument to assess spiritual distress in hospitalised elderly persons. BMC Geriatrics 10: 88
[49] Anna Paul, Nils Altner, Günther Spahn: Mind/Body-medizinische Interventionen für onkologische Patienten, DZO 2008; 40 (4): 173–177
[50] K. Zulkowski, G. Spahn, C. Schleußner, D. Jaenichen, K. Höffken: Gruppeninterventionsprogramme in der Onkologie, Onkologe 2007 13: 520–527
[51]Spahn G in: Chronische Erkrankungen integrativ. Hrsg. Dobos, Deuse, Michalsen, Elsevier 2006, Kap. 12, S. 298 ff
[52] Fang CY, Reibel DK, Longacre ML, Rosenzweig S, Campbell DE, Douglas SD: Enhanced psychosocial well-being following participation in a mindfulness-based stress reduction program is associated with increased natural killer cell activity. J Altern Complement Med 2010; 16 (5): 531–538
[53] Carlson LE, Speca M, Faris P, Patel KD: One year pre-post intervention follow-up of psychological, immune, endocrine and blood pressure outcomes of mindfulness-based stress reduction (MBSR) in breast and prostate cancer outpatients. Brain Behav Immun 2007 21 (8): 1,038–1,049
[54] Witek-Janusek L, Albuquerque K, Chroniak KR, Durazo-Arvizu R, Mathews HL: Effect of mindfulness based stress reduction on immune function, quality of life and coping in women newly diagnosed with earls stage breast cancer. Brain Behav Immun 2008 22(6): 969–981
[55] Henderson VP, Clemow L, Massion AO, Hurley TG, Druker S, Hebert JR: The effects of mindfulness-based stress reduction on psychosocial outcomes and quality of life in early-stage breast cancer patients: a randomized trial. Breast Cancer res Treat 2011 Sep 8 (Epub ahead of print)
[56] Matchim Y, Armer JM, Stewart BR: Mindfulness based stress reduction among breast cancer survivors: a literature review discussion. Oncol Nurs Forum 2011; 38(2): 61–71
[57] Tacón AM, McComb J. Mindful exercise, quality of life, and survival: a mindfulness-based exercise program for women with breast cancer. J Altern Complement Med. 2009 Jan;15(1):41–6
[58] Carlson LE, Speca M, Faris P, Patel KD: One year pre-post intervention follow-up of psychological, immune, endocrine and blood pressure outcomes of mindfulness-based stress reduction (MBSR) in breast and prostate cancer outpatients. Brain Behav Immun 2007 21 (8): 1,038–1,049
[59] Interdisziplinäre S3-Leitlinie für die Diagnostik, Therapie und Nachsorge des Mammakarzinoms 2008

[60] Knill P et al. Principles and Practice of Experessive Arts Therapy. London 2005
[61] Levy S, Herberman R, Lippman M, d'Angelo T (1987): Correlation of stress factors with sustained depression of natural killer cell activity and predicted prognosis in patients with breast cancer. Journal of Clinical Oncology 5 (3):348–353
[62] Bradt J, Dileo C, Grocke D, Magill L: Music interventions for improving psychological and physical outcomes in cancer patients. Cochrane Database of Systematic Reviews 2011
[63] Wood MJ, Molassiotis A, Payne S: What research evidence is there for the use of art therapy in the management of symptoms in adults with cancer? A systematic review. Psychooncology. 2011 Feb;20(2):135–45
[64] Svensk AC, Oster I, Thyme KE, Magnusson E, Sjödin M, Eisemann M, Aström S, Lindh J: Art therapy improves experienced quality of life among women undergoing treatment for breast cancer: a randomized controlled study. Eur J Cancer Care (Engl). 2009 Jan; 18(1):69–77
[65] Thyme KE, Sundin EC, Wiberg B, Oster I, Aström S, Lindh J: Individual brief art therapy can be helpful for women with breast cancer: a randomized controlled clinical study. Palliat Support Care. 2009 Mar;7(1):87–95
[66] Sandel SL, Judge JO, Landry N, Faria L, Ouellette R, Majczak M. Dance and movement program improves quality-of-life measures in breast cancer survivors. Cancer Nurs. 2005 Jul-Aug;28(4):301–9.

6 Komplementäre Verfahren in der Onkologie II

6.1 Bedeutung der Homöopathie in der begleitenden Therapie

Matthias Rostock

Matthias Rostock, Facharzt für Innere Medizin mit dem Schwerpunkt Hämatologie und Onkologie, Naturheilverfahren, über die mögliche Rolle der Homöopathie in der Behandlung von Krebspatienten.

Die Wirkungsweise der Homöopathie – insbesondere bei Verwendung hoher Potenzen oberhalb der Avogadro'schen Zahl – ist bis heute nach wie vor wissenschaftlich nicht geklärt, was sicher einer der wesentlichen Gründe dafür ist, dass sie so kontrovers diskutiert wird. Was die Wirkung selbst angeht, so wird von wissenschaftlicher Seite häufig nicht nach klassischer Homöopathie, Homöopathie nach bewährten Indikationen, Hochpotenz-, Tiefpotenz- oder Komplexmittelhomöopathie differenziert, weil es insgesamt eher wenige Daten zur wissenschaftlichen Erforschung der Homöopathie gibt. Zunächst zur Situation der Homöopathie im Allgemeinen:

> *„Wir haben in Deutschland etwa 4.500 homöopathische Ärzte [1], ca. 16.000 Ärzte setzen regelmäßig homöopathische Arzneimittel ein. 10 Prozent der männlichen, 20 Prozent der weiblichen Patienten lassen sich homöopathisch behandeln [2]. Die Homöopathie spielt also eine durchaus nicht zu vernachlässigende Rolle in der medizinischen Versorgung."*

An der Berliner Charité ist von Frau Prof. Claudia Witt vor mehreren Jahren eine große Studie der Versorgungsforschung zur Homöoopathie in der Allgemeinmedizin durchgeführt worden [3]: Bei knapp 4.000 Patienten mit unterschiedlichen Beschwerden in über 100 allgemeinmedizinischen Praxen wurde gezeigt, dass sich die Beschwerden unter der homöopathischen Behandlung in der von den Patienten mittels numerischer Ratingskalen dokumentierten Intensität halbierten und

Integrative Onkologie. http://dx.doi.org/10.1016/B978-3-437-31628-9.00006-7

sich ihre Lebensqualität, die mittels SF-36 Fragebogen bestimmt worden war, signifikant verbesserte. Eine ähnliche Studie war am Universitätsklinikum Bristol in Großbritannien mit zwölf homöopathisch arbeitenden Ärzten in einer Spezialambulanz des National Health Service durchgeführt worden: Bei 6.500 Patienten, davon 300 mit Tumorerkrankungen, wurden vergleichbare Ergebnisse erreicht [4].
Bei der Betrachtung der bisher zur Homöopathie unternommenen randomisierten Studien ist das Bild sehr viel heterogener. Die beiden meist diskutierten Metaanalysen kommen kurz gefasst zu diametral entgegengesetzten Ergebnissen: Homöopathie ist mehr als Placebo vs. die Homöopathie geht in ihrer Wirksamkeit nicht über Placebo hinaus [5] [6].
Ob homöopathische Medikamente antitumorale Wirkungen haben können – dazu wurden bisher nur ganz vereinzelt Ergebnisse aus präklinischen Untersuchungen publiziert. Zwei voneinander unabhängige Forschergruppen am MD Anderson Cancer Center in Houston, Texas, veröffentlichten Daten mit positiven Therapieeffekten auf ausgewählte Gliom-Zelllinien [7] und Mamma-Ca-Zelllinien [8] in in-vitro-Untersuchungen. Eine weitere US-amerikanische Arbeitsgruppe berichtete über beeindruckende antitumorale Effekte homöopathischer Hochpotenzen im Tierversuch an mit Prostatakrebszellen inokulierten männlichen Kopenhagen-Ratten, nachdem ein vorgeschalteter in-vitro-Versuch keinen signifikanten Effekt ergeben hatte [9].
Klinische Untersuchungsansätze zur Frage möglicher antitumoraler Wirkungen beschränken sich bisher auf zwei kleinere Fallsammlungen: In einer Best Case Serie des National Cancer Institute der Vereinigten Staaten wurde der Krankheitsverlauf von 14 PatientInnen einer indischen, ausschließlich homöopathisch behandelnden Klinik in Kalkutta genauer untersucht. Die Untersuchung beinhaltete eine Überprüfung der Histopathologie und der radiologischen Verlaufsbefunde durch einen unabhängigen Pathologen und einen unabhängigen Radiologen sowie eine Überprüfung sämtlicher Patientenunterlagen durch das Office of Cancer Complementary and Alternative Medicine des NCI. Für vier der vierzehn untersuchten Fälle – zwei Patienten mit Ösophagus-Ca und zwei Patienten mit Nichtkleinzelligem Bronchial-Ca – wurde eine Tumorremission unter alleiniger homöopathischer Behandlung mit Condurango C30 bzw. Kalium carbonicum C200 in Kombination mit Ferrum phosphoricum D3 dokumentiert und bestätigt [10].
In einer zweiten Publikation (2003) wird über die erfolgreiche Behandlung von 15 Patienten mit verschiedenen Hirntumoren (Gliom, n=9; Meningeom, n=3; 1 Kraniopharygeom, 1 Neurinom, 1 Hypophysentumor) in derselben indischen Klinik in Kalkutta berichtet. Die Behandlung habe aus Ruta graveolens C6 und Kalzium phosphoricum D3 bestanden und habe z. B. bei acht der neun beschriebenen Gliom-Patienten zu einer kompletten, bei einem Patienten zu einer partiellen Remission geführt [11]. Bedauerlicherweise wird in der Publikaton kein Fall angemessen ausführlich und nachvollziehbar dargestellt, sodass sie nicht geeignet ist, grundlegende Zweifel zu widerlegen.
In einer eigenen Untersuchung, in der die Krankheitsgeschichten von 123 in einer klassisch homöopathisch arbeitenden Klinikabteilung behandelten Tumorpatienten retrospektiv aufgearbeitet worden waren, konnten zwar außergewöhnliche Verläufe dokumentiert, aber keiner eindeutig auf eine alleinige homöopathische Behandlung zurückgeführt werden [12].
Was wissen wir über die *supportive Anwendung homöopathischer Arzneimittel* in der Behandlung von Patienten mit einer Tumorerkrankung? Bis heute wurden hierzu zwei systematische Reviews publiziert, eines von Milazzo et al. [13] mit sechs kontrollierten, davon fünf randomisierten Studien: Chemotherapie-induzierte Stomatitis, Radiodermatitis und klimakterische Beschwerden beim Mamma-Karzinom waren die Hauptindikationen. Fünf von sechs Studien hatten zumindest ein positives Teilergebnis, zwei von sechs Studien ein signifikant positives Ergebnis. Die methodische

Qualität war jedoch sehr heterogen, und das Fazit der Autoren war: „The evidence is encouraging but not convincing."

Der neuere Review für die Cochrane Collaboration [14] gelangt zu noch vorsichtigeren Aussagen. Was ist untersucht worden? Eine Studie aus Heidelberg bezieht sich auf Mamma-CA-Patientinnen, die mit antiemetischer Intention die Komplexhomöopathika Vomitusheel® und Gastricumeel® erhielten – was gegenüber Placebo keinen signifikanten Therapieeffekt erbrachte [15]. Eine französische Studie, die 2009 auf dem ASCO vorgestellt worden war, ergab: Bei 431 Brustkrebspatientinnen, die das Komplexpräparat Cocculine® bekommen hatten, zeigte sich ebenfalls kein signifikanter Effekt gegenüber Placebo [16]. Dem gegenüber hatte eine randomisierte Doppelblind-Studie, die in Israel an Kindern unter Hochdosis-Chemotherapie und Stammzelltransplantation durchgeführt worden war, signifikant positive Ergebnisse ergeben [17]: Unter mehrfach täglichen Mundspülungen mit dem Komplexhomöopathikum Traumeel® konnte ein deutlicher Präventiveffekt gegen Chemotherapie-induzierte Stomatitis gezeigt werden. Leider ist der kürzlich abgeschlossene Versuch, diese Daten in einer US-amerikanischen Phase-III-Studie zu reproduzieren, nicht gelungen [18].

Zu der Indikation Prophylaxe bzw. Therapie einer *Radiodermatitis* bei KrebspatientInnen unter strahlentherapeutischer Behandlung finden sich drei randomisierte Studien, in denen jeweils über einen positiven Therapieeffekt der homöopathischen Arznei berichtet wird: eine ältere indische Studie, in der Cobalt C30 und Causticum C30 vs. Placebo begleitend zur Bestrahlung unterschiedlicher Tumore untersucht worden waren [19], eine italienische Studie [20] in der mögliche Effekte von Belladonna C7 und X-Ray C7 vs. Placebo in der Begleitbehandlung zur Strahlentherapie des Mamma-Karzinoms untersucht worden waren. Eine französische Studie, in der der Effekt einer Salbe mit einer homöopathischen Urtinktur von Calendula officinalis mit dem einer Trolaminhaltigen Salbe, ebenfalls begleitend zur adjuvanten strahlentherapeutischen Behandlung von Patientinnen mit einem Mamma-Karzinom verglichen worden war, hatten sich in der mit Calendula-Salbe behandelten Gruppe signifikant weniger Strahlendermatitiden > WHO-Grad II ausgebildet [21]. Mit der letztgenannten Studie lässt sich allerdings keine Aussage zu homöopathisch potenzierten Arzneimitteln treffen, da es sich bei dem verwandten Prüfpräparat lediglich um die Zubereitung einer homöopathischen Urtinktur gehandelt hatte.

Zwei Studien – eine britische und eine US-amerikanische – untersuchten die Frage, ob durch eine homöopathische Behandlung *klimakterische Beschwerden* bei Brustkrebspatientinnen – eine sehr häufige Nebenwirkung unter der endokrinen Therapie – gelindert werden könnten [22], [23]: Beide Untersuchungen ergaben keine über Placebo hinausgehenden Therapieeffekte auf die klimakterischen Beschwerden. In der amerikanischen Studie wurde immerhin ein positiver Effekt auf die Lebensqualität gefunden [24].

Mögliche Therapieeffekte der homöopathischen Behandlung auf die Lebensqualität von Krebspatienten sind – abgesehen von der letztgenannten Studie – bisher kaum untersucht worden. In einer eigenen prospektiven epidemiologischen Beobachtungsstudie zweier unabhängiger Kohorten mit integriertem Matched-Pairs-Kern wurden über ein Jahr Therapieverlauf und Lebensqualität von Patienten in ambulanter onkologischer Behandlung (n=380) sowie unter ergänzender homöopathischer Behandlung (n=259) beobachtet. Unter der komplementären homöopathischen Behandlung verbesserte sich die mittels FACT-G und FACIT-Sp gemessene Lebensqualität signifikant und auch klinisch relevant. Ebenso verbesserten sich im Verlauf während homöopathischer Behandlung Fatigue-bedingte Beschwerden. Aufgrund der Heterogenität beider Patientenkollektive ließen sich jedoch nicht genügend Matched Pairs bilden, sodass ein direkter Gruppenvergleich und somit der Versuch einer *kausalen* Rückführung der beobachteten Lebensqualitäts-Verbesserungen auf die klassisch homöopathische Behandlung nicht möglich war [25].

„Ich fasse zusammen: Nach wie vor existiert kein allgemein anerkanntes wissenschaftliches Erklärungsmodell für die Homöopathie. Aber sie findet eine breite Akzeptanz in der Bevölkerung und es gibt ein breites Angebot in der ärztlichen Versorgung. Daher sollte ein Curriculum zur integrativen Medizin in der Onkologie die Homöopathie in jedem Falle berücksichtigen, auch wenn die bis heute vorliegenden Ergebnisse aus der klinischen Forschung (positive Ergebnisse aus der Versorgungsforschung, widersprüchliche Ergebnisse aus randomisierten Therapiestudien, noch recht spärliche Studien zur Anwendung bei onkologischen Patienten) allenfalls als heterogen bezeichnet werden können."

6.2 Herbal Therapy as a Supplement in Cancer

K. Simon Yeung

K. Simon Yeung, Botaniker und Biochemiker an der Abteilung für Integrative Oncology des Memorial Sloan-Kettering Cancer Centers in New York, über die Notwendigkeit einer Informationsplattform zu Heilpflanzen.

Herbal remedies are the most common remedies used by cancer patients. According to one study in Europe more than 20 percent of cancer patients use herbs and medicinal tea [26]. This is very much underestimated. Other studies show that more than 50 percent of cancer patients worldwide use herbs [27] [28] [29]. It depends on how you define what herbal products are. The numbers go as high as 90 percent.

Why do cancer patients use herbs? First they have a sense of control over their own health. Medical people use is to control symptoms as hot flushes or pain associated with breast cancer treatment. Sometimes they can be used to mitigate diverse effects from chemotherapy and for general wellbeing as well. Herbal products are seen as naturally safe and with few side effects. This is true but not always.

Herbs are seen as part of a holistic approach, as a remedy they treat the whole person, not only the breast. Many patients are dissatisfied with their cancer treatment. They think that chemotherapy poisons them and surgery mutilates their body. And finally there is also traditional use, in Europe and in China herbal products are a major component of medicine.

Let me remind you that many of the cancer drugs are actually from plants, from herbs, for example Taxol (from Pacific Yew, *Taxus brevifolia)*, Camptothecin (from Xishu, *Camptotheca acuminata)*, Vinca alkaloids from Periwinkle *Catharanthus roseus*, Podophylotoxin (from Mayapple, *Podophyllum peltatum)*. But those are being studied in their use of a drug and not used as herbal supplements which you can buy over the counter.

I want to highlight three botanicals that are related to cancer issues. The first one is *mistletoe*, one of the most studied botanicals: In laboratory we see a slight toxicity against breast cancer cells, but unfortunately the results from clinical trials are mixed. They use different forms of mistletoe that are not really comparable. Nonetheless there is convincing evidence that mistletoe can improve the quality of life and adverse effects are very rare. So I think out of that reason mistletoes should be continued to be studied regarding its benefit for breast cancer patients. It has been shown that it can inhibit cytochrome P 450 3A4 which is a concern for oncologists, because they are afraid that due to this interaction the herb might interfere with the chemotherapy, increase the toxicity or make it less effective.

The second one is *soy*. Soy is useful as food and supplement. It is associated with a lower risk of breast cancer. There is one study that shows that with Asian women – if they eat a lot of soy food in the adolescent age – they decrease the risk of breast cancer when they grow old. In Shanghai there is another study that says that breast cancer survivors – if they eat a lot of soy food – can

become long time survivors – this is not for supplements but for food. Soy contains phytoestrogens. They can stimulate estrogenreceptor-positives types of breast cancer and there are also some studies that show they can interfere with tamoxifen. The use of soy products among breast cancer patients remains therefore controversial.
Third there are *medicinal mushrooms:* Maitake, Reishi, Coriolus, Agaricus. In Asian countries (where most of them come from) up to 90 percent of breast cancer patients use them. The use of traditional medicine in those countries is very popular. They have immunomodulating effects. There are ongoing studies on effects on breast cancer patients. The adverse effects are minor.
There are other concerns on herbal supplements as well. First standardization: If you go out and buy different preparations – branded and unbranded – they may have totally different components. It is hard to know what exactly you are using. And you have contamination and adulteration problems. Some of the herbs are very expensive, like ginseng, which a lot of people use. File of liability is a problem. Many herbal products are based on in vitro studies. You will have to do studies on how herbal products have effects of humans.
Dosage and toxicity are a big issue. With a lot of herbal products there are no dosage-related studies.

> *„We do not know how much to use, we only have the traditional use regiments. With one study we did on Maitake we found that the dosis should be six times higher than what the manufacturer recommended."*

Many drugs interact with cancer treatments, people do not know, that antioxidants they use to combat the side effects of chemotherapy can make the chemodrug less effective. Herbs can interact with anticoagulants like warfarine. Finally herbs which contain phytoestrogene can interfer with hormonal treatment.
All this information can be very confusing, and there is a lot of new information, new research, and new products people use. So thats why in our hospital we developped the aboutherbs website (www.mskcc.org/aboutherbs) and we encourage you to use it in your clinical work. I personally update this, it is free accessible, it has objective information and a searchable database. Every curriculum for oncologists should include herbal supplements.

6.3 Das Potenzial Traditioneller Chinesischer Medizin in der Brustkrebsbehandlung: Stand der Forschung und Erfahrungen am Jerusalem Krankenhaus in Hamburg

Barbara Kirschbaum

Barbara Kirschbaum hat in China und England TCM studiert. Sie therapiert, forscht und unterrichtet am Mammazentrum Hamburg und lehrte mehr als zehn Jahre an der Universität Witten/Herdecke.

Die Dorit & Alexander Otto Stiftung macht es möglich, in Hamburg eine TCM-Ambulanz für chinesische Medizin aufzubauen. Ein wichtiges Ziel dabei ist, die Nebenwirkungen der Chemotherapie zu lindern. Anstrebenswert ist es aus meiner Sicht, Studien über die Wirksamkeit der Akupunktur unter anderem zu Fatigue und Polyneuropathie zu beginnen. Wir wollen auf der Basis von Studien einen entsprechenden indikationsgebundenen Katalog aufstellen. Das ist wichtig, um die negative Einstellung einiger Onkologen zu überwinden. Ein Ziel der Stiftung ist es außerdem,

kostenfreie Behandlung innerhalb des Krankenhauses zu garantieren, damit auch gesetzlich versicherte und/oder mittellose Patientinnen in den Genuss dieses Therapieverfahrens kommen.
Die Chinesische Medizin (CM) setzt sich aus fünf verschiedenen Therapieformen zusammen: Massage (Tuina/Guasha), Bewegung (Tai Ji und Qi gong), Akupunktur, Phytotherapie und einer speziellen diätetischen Beratung. Bei den Bewegungstherapien – Qigong, TaiJi – wird Körperbewegung mit dem Atem harmonisiert. Eine Patientengruppe dazu findet wöchentlich statt. Diätetische Beratung ist ein weiterer ganz wichtiger Teil der chinesischen Medizin, außerdem die manuellen Verfahren wie Massagen, Anmo-Druckmassagen und Schröpfen und natürlich Akupunktur. Es war ganz besonders wichtig für mich, nur diejenigen Therapien aufzuzählen, für die ich Studien finden konnte. Die Senologen am Jerusalem-Krankenhaus waren außer mit der Misteltherapie noch nicht mit komplementären Heilverfahren in Berührung gekommen. Sie waren kritisch, aber offen.
Die *Akupunktur* nimmt im Westen den größten Stellenwert bei der Linderung von Nebenwirkungen der Chemotherapeutika bzw. der begleitenden antihormonellen Therapie ein. Diese sind insbesondere Übelkeit, Erbrechen [30], Polyneuropathie, Aromatase- und chemotherapie-induzierte Gelenkbeschwerden [31], Wechseljahrsbeschwerden [32], Mundtrockenheit [33] [34] und Fatigue [35] [36] [37]. Eine ganz wichtige Indikation für die Akupunktur ist ihr Einsatz kurz vor oder während der Chemotherapie. Sie aktiviert antiemetische Bezirke im Gehirn. Dazu gibt es Studien zur Wirkung von Pericard 6 [38]. Es existieren weitere Studien zu Magen 36. Meine Vision ist, das weiter zu untersuchen und es Ärzten und dem Pflegepersonal beizubringen, damit es gleich vor Ort verabreicht werden kann. Es gibt zur Akupunktur sehr wenige Nebenwirkungen, dazu gibt es einige Studien.
Das zweite Einsatzgebiet, das mir sehr wichtig erscheint, ist die *Polyneuropathie*. Für die Patientinnen bedeutet sie eine schwere Minderung der Lebensqualität, weil oft feinmotorische Bewegungen eingeschränkt sind. Aufgrund der Taubheit oder Schmerzhaftigkeit der Fußsohlen kommt es bei einigen der behandelten Frauen zu einer ausgeprägten Trittunsicherheit. Die entsteht nicht nur durch taxanhaltige Therapien, sondern auch durch FEC. Sie kann Monate anhalten. Zur Wirkung auf die Polyneuropathie unbekannter Genese gibt es eine gute Studie [39]. Die Ergebnisse bei bisher 80 Patienten sind sehr positiv. Die Wirkung der Akupunktur, eine Verringerung der Sensitivitätsstörung, tritt nach etwa fünf Wochen auf. Auch das wollen wir in einer eigenen Studie belegen. Es gibt eine sehr interessante Studie des Beijing University Hospital, wo untersucht wurde, wie weit die Akupunktur bei chemotherapieinduzierte Polyneuropathie wirkt, verglichen mit B12-Derivaten. Sie kam zu positiven Ergebnissen [40].
Eine ganz wichtige Indikation ist natürlich die *schwere Erschöpfung*, die sowohl während, aber auch nach der Chemotherapie auftritt. Hier hat ein bekannter Kollege vom Sloan Kettering, Alan Vickers, eine Studie gemacht, hinsichtlich der Wirkung von Akupunktur nach der Chemotherapie, mit der Empfehlung, weitere Studien durchzuführen [41].
Sehr wirksam ist die *chinesische Phytotherapie*, besonders sind es die Pilze. Aber sie können Interaktionen mit der Chemodroge haben. Wir brauchen wirklich gut ausgebildete TCM-Therapeuten, um so etwas zu verschreiben.

> *„Natürlich gibt es Bedenken der Onkologen wegen möglicher Interaktionen chinesischer Heilkräuter. Aber viele übersehen dabei die Interaktionen in den Cocktails, welche die Patienten ohnehin schon bekommen."*

Gleichzeitig hat die Chinesische Medizin ein hohes Potenzial: Viele Pflanzen und Pilze haben eine sehr stark antitumorale Wirkung. Thomas Efferth aus dem DKFZ in Heidelberg, der mit seinem Team Untersuchungen über an die 100 Kräuter gemacht hat, hat jetzt eine Gastprofessur in Shanghai angetreten. Eine Kräutertinktur, pulverisiert und in Tablettenform verabreicht, zeigte in

einer Studie sehr gute protektive Eigenschaften, was die Hämatologie anging: die Resultate zum Knochenmark, zu Leukopenie und Neutropenie, waren sehr ermutigend [42].
Während meiner Arbeit im Jerusalem-Krankenhaus habe ich bemerkt, dass sogar die schärfsten Kritiker beginnen, Patienten zu schicken. Es geht um eine Zusammenarbeit: Die CM kann zu einer besseren Verträglichkeit der Chemotherapie beitragen. Durch die Linderung der Nebenwirkungen, z. B. bei der Langzeiteinnahme von antihormonellen Medikamenten, kommt es zu einer besseren Compliance.
Häufig werden Medikamente während der Chemotherapie gespritzt, um einen starken Abfall der weißen Blutkörperchen zu verhindern, eine sehr kostspielige und auch nebenwirkungsreiche Therapie, die etwa 1.000 Euro für einen Zyklus kostet. Ich glaube, dass chinesische Heilkräuter eine kostengünstige Alternative sind und zudem kaum Nebenwirkungen haben. Aber das muss untersucht werden, und vielleicht müssen wir dafür ins Ausland gehen.

Ergänzung von Gustav Dobos

Es gibt eine Gruppe von Wissenschaftlern, die mit dem BfArM ein mögliches Studiendesign bespricht. Es kann sein, dass die rechtlichen Vorausetzungen eine Studie in Deutschland nicht ermöglichen, weil man hier für jede Einzeldroge potenzielle Nebenwirkungen dokumentieren muss bzw. deren Unbedenklichkeit nachweisen. Deshalb kann es sein, dass man in andere Länder wie etwa Israel ausweichen muss, wo die rechtlichen Möglichkeiten gegeben sind, Studien dieser Art durchzuführen.

6.4 Bewegung, Sport und Brustkrebs: Wie ist die Evidenz?

Freerk Baumann

Vor zehn, zwanzig Jahren hatte man die Befürchtung, dass sportliche Aktivität im Rahmen einer Krebserkrankung Metastasierung auslösen würde oder den Gesundungsprozess behindern. Heute wissen wir, dass wir mit Bewegung und Sport nicht nur den Nebenwirkungen der Behandlung entgegenwirken *können*, sondern auch, dass wir den Symptomen des Bewegungsmangels durch die Krebserkrankung entgegenwirken *müssen*. Allein schon die Krebsdiagnose, dafür gibt es Evidenz, führt zu einer Reduzierung des Aktivitätsstatus um 20 bis 30 Prozent – in der Nachsorge. Da müssen wir etwas tun.
Es gibt sehr viele Parameter, die durch die Reduktion körperlicher Aktivität bei zehn Tagen Immobilität negativ beeinflusst werden, sogar der Wert für die Intelligenz reduziert sich um 15 Prozent:

- 20 bis 30 % Kraftverlust (nach 7 Tagen) >Atrophien
- Herzvolumenabnahme um 10 % (nach 9 Tagen)
- O2-Aufnahme um 21 % reduziert (nach 9 Tagen)
- Totalblutverlust von über 700 ml (nach 4 Wo)
- Schwächung des Immunsystems
- Erhöhung der Ruhepulsfrequenz um 22 % (nach 4 Wo)
- Knochen- und Knorpelabbau (Osteoporose)
- Thrombose- und Pneumonierisiko steigt (!)
- Verschlechterung der Sensomotorik und Koordination
- Infektionsrisiko steigt
- IQ-Abnahme um 15 % nach 10 Tagen
- u. a.

(Hollmann, Strüder 2009, Sportmedizin, Schattauer Verlag)
Körperliche Aktivität, richtig angewendet, zeigt dagegen nahezu ausschließlich positive Effekte. Wir haben zwei verschiedene Grundziele: Während der Chemotherapie, während der Bestrahlung und unmittelbar nach der Operation ist körperliche Aktivität nicht nur sehr zu empfehlen, sondern dringend notwendig. Da ist die Evidenz für eine Machbarkeit zweifelsfrei. Dann folgt eine Rehabilitationsphase, um die Wiederherstellung zu garantieren, und unser übergeordnetes Ziel ist die langfristige Lebensqualität. Spezifische Ziele sind die physischen Komponenten, die psychischen, aber auch die sozialen. Wir haben durch körperliche Aktivität einen ganzheitlichen Einfluss.
Die erste deutsche Studie zum Thema Bewegungstherapie in der Onkologie war 1983 von Klaus Schüle durchgeführt worden [43]. Zur körperlichen Aktivität bei Krebspatienten finden wir heute etwa 2.000 aussagekräftige Studien, und davon beschäftigt sich die Hälfte nur mit Brustkrebs. Kann das Rezidivrisiko durch körperliche Aktivität beeinflusst werden? Die Evidenz ist hier nicht eindeutig. Es gibt jedoch einzelne, ernst zu nehmende Hinweise darauf: Durch moderate körperliche Aktivität kann nach der Diagnose Brust- bzw. Darmkrebs – bei einem Umfang von mindestens drei Stunden pro Woche – die Mortalität reduziert werden. Dieses Ergebnis gilt für einen Body Mass Index (BMI) von 25. Bei einem höheren BMI muss man fünf bis sieben Stunden moderate Bewegung durchführen. Dazu zählen aber auch die Alltagsaktivitäten, wie Einkaufengehen, Hausputz usw. Es wurden bisher keine lebensverlängernden Einflüsse bei einem *fortgeschrittenen* Mammakarzinom gefunden.
Nachdem es bereits eine überzeugende Evidenz zu *Ausdauertraining* gibt, kommen nun Studien zum *Krafttraining* hinzu. Wir haben Frauen in der Universitätsklinik Köln bereits sechs Wochen nach der Operation in ein Maximalkrafttestprogramm eingebunden, während der Chemotherapie. Wir haben den von der OP betroffenen Arm mit dem anderen verglichen. Trotz der Chemotherapie gab es eine Zunahme der Kraft im betroffenen Arm, dagegen eine Abnahme in der Kontrollgruppe. Für den nicht betroffenen Arm galt dasselbe, was uns sehr erstaunt hat [44].
Bei der Fatigue fanden wir eine Besserung in der Gruppe mit Krafttraining und der Chemotherapie, während sie bei der Kontrollgruppe zunahm. Was die kognitiven Veränderungen, das so genannte „chemobrain", angeht, müssen wir dessen Genese vielleicht neu definieren: Es scheinen dabei nicht nur die Chemotherapie oder die Stressoren eine Rolle zu spielen, sondern auch die körperliche Inaktivität. Mit dem d2-Aufmerksamkeitstest fanden wir bei der Interventionsgruppe eine Verbesserung der Aufmerksamkeit, bei der Kontrollgruppe eine gegenläufige Entwicklung – Ergebnisse, die hoch signifikant sind [45].
Auch Patientinnen mit Lymphödem ist körperliche Aktivität nicht nur zu empfehlen, sondern für sie sogar notwendig. Eine Studie im NEJM [46] zeigt deutlich, dass nicht der Armumfang beeinflusst wird, sondern die Exazerbationen: In der Krafttrainingsgruppe sagten zwar von 65 Patientinnen neun nach einem Jahr, sie hätten mehr Schwierigkeiten mit dem Lymphödem. Doch in der Kontrollgruppe, die kein Training durchgeführt hatte, waren es 19, also doppelt so viele. Krafttraining kann auch bei einem Lymphödem empfohlen werden.

> *„Es gibt weltweit keine Studie, die zeigt, dass körperliche Aktivität einen Risikofaktor zur Entwicklung eines Lymphödems darstellt. Das ist ein Vorurteil, mit dem wir aufräumen müssen."*

Neue Ansätze in der Bewegungstherapie zielen auf eine Verbesserung der Krankheitsbewältigung ab, es gibt dazu einzelne Versuche aus der Rehabilitationsphase. Wir haben 40 Frauen auf lange Wanderungen geschickt, in den Jahren 2008 und 2010, und die nachhaltigen Einflüsse körperlicher Aktivität von einer sechs- bzw. siebenwöchigen Wanderung über 800 Kilometer überprüft. 2010 waren es 30 Frauen, und es war erstaunlich zu sehen, wie Ängste und Depressionen (gegenüber drei Monaten vor der Wanderung) zunächst am ersten Tag der Wanderung zunahmen

(HADS-Score), dann aber signifikant bzw. hochsignifikant abnahmen. Wir überprüfen im Moment die Nachhaltigkeit der Ergebnisse.
Das American College of Sports Medicine (ACSM) bewertete 2010 die Evidenz der körperlichen Aktivität wie folgt: „... there seems to be consistent evidence that exercise is safe during and after cancer treatment. Exercise training-induced improvements can be expected concerning aerobic fitness, muscular strength, QOL, and fatigue in breast, prostate, and hematologic cancer survivors. Resistance training can be performed safely by breast cancer survivors with and at risk for lymphedema [47]."
Zusammenfassend lässt sich sagen:

- Ausdauertraining zeigt eine gute Evidenz bei Brustkrebspatientinnen zur Reduktion von Fatigue und Verbesserung von körperlicher Leistungsfähigkeit sowie LQ
- Krafttraining zeigt positive Effekte auf Lebensqualität und Fatiguesyndrom, die Evidenz ist aber noch nicht ausreichend.
- Es scheint, dass Krafttraining ähnliche Effekte hat wie Ausdauertraining.
- Es gibt keine Evidenz bei Brustkrebspatientinnen mit fortgeschrittener Erkrankung.
- Die Rehabilitation muss sich individuell definieren.

6.5 Diskussion

Bewegung und Compliance

Claudia Witt:
Wir stimmen sicher alle überein, dass Bewegung gut und evidenzbasiert ist. Aber wenn man Erfahrung mit „community interventions" hat, dann stellt sich immer wieder die Frage der Compliance. Und natürlich ist es bei onkologischen Patienten, die unter Fatigue leiden, nochmals schwieriger, sie zu motivieren. Für mich wäre es für das Curriculum wichtig, Compliance-Maßnahmen und Settings anzusprechen die helfen es umzusetzen.
Freerk Baumann:
Compliance und Adhärenz sind in jeder Studie wichtige Fragen. Im Vergleich zu Diabetes-Patienten sind Krebs-Patienten viel stärker compliant – unabhängig von der Art des Tumors. Bei sehr ausgeprägter Fatigue haben wir in der Tat eine sehr schlechte Compliance. Die Motivation ist zwar grundsätzlich gegeben, aber der Schritt ist ein großer. Gleichzeitig ist, je fortgeschrittener eine Krebserkrankung ist, desto höher die Compliance. Wir haben zur Zeit Studien mit Patienten mit fortgeschrittenen Karzinoma, die über eineinhalb Jahre von uns trainiert werden, und wir haben dabei noch nicht einmal 20 Prozent Drop-Out.
Claudia Witt:
Das ist aber ein Studiensetting. Wir sprechen jetzt über Normalsettings. Natürlich sind Patienten in einer Studie ganz anders adhärent als in einer ganz normalen Situation, wo sie aus eigener Motivation zu Gesundheitstrainern gehen müssen.
Freerk Baumann:
Wir haben deshalb eine Studie mit dem Landessportbund NRW durchgeführt und in den vergangenen vier Jahren 40 Gruppen zum Thema Prostatakrebs-Rehabilitation gründen können. Da haben wir eine recht gute Compliance und untersuchen das weiter.
Hartmut Henß:
Aus der Freiburger Erfahrung ist ein niedrigschwelliges Angebot ganz wichtig. Man kann die Patienten nicht dazu bringen, in einen Fitness-Club einzutreten und dabei auch noch finanzielle Verpflich-

tungen einzugehen, die für manche ein Problem sind. Sie müssen unter Ihresgleichen trainieren. Wir haben über unsere onkologische Ambulanz ein kleines Fitnessstudio eingerichtet, wo unsere Patienten zu normalen Tageszeiten ohne Aufwand trainieren können, und gleichzeitig ist in der Physikalischen Therapie ein Raum zum Fitnessraum erweitert worden. Es gibt also sehr nahe und einfache Angebote. Auch bei uns hat sich ansonsten eine intensive Kooperation mit Sportvereinen ausgezahlt.
Matthias Rostock:
Oft scheitern solche Projekte an der Finanzierung, auch in Cancer Centern.

Homöopathie

Gustav Dobos:
Über die Evidenz der Homöopathie kann man sicher streiten. Worüber man aber nicht streiten kann, ist, dass es Menschen gibt, bei denen Homöopathie wirkt, aus welchen Gründen auch immer, und – was man noch unterstreichen muss – dass es keine Interaktionen mit anderen Therapien gibt. Ich finde, das spricht dafür, dass Homöopathie Teil eines solches Curriculum sein sollte. Wie ist die allgemeine Meinung dazu?
Claudia Witt:
Für mich wäre es ein großer Fehler, die Homöopathie nicht zu integrieren, denn die Patienten nehmen sie in Anspruch. Wenn man die widersprüchliche Evidenz auf den Tisch legt, ist das korrektes Lehren, es aber auszuklammern, finde ich in einem guten Curriculum falsch.
Peter Heusser:
Das gilt für all diese Methoden, die von den Patienten frequentiert werden. Wir haben die Pflicht wenn wir eine patientenzentrierte Medizin machen wollen, diese Dinge so weit zu lehren, dass die Ärzte den Patienten eine informierte Aufklärung geben können.
Thomas Breitkreuz:
Das größte Risiko bei der Homöopathie ist, wenn das Setting kein integratives ist. Wir erleben immer wieder Patienten, die vom Heilpraktiker ein Mittel bekommen haben mit dem Impetus, dass es die Chemotherapie ersetzt. Das ist eine Tragik. Die kann man aber nur so überwinden, dass man aus den Parallelwelten herauskommt. Und ich halte für ganz wichtig, dass man als Patient nicht in eine Situation der Gesprächslosigkeit kommt, weil man das Wort Homöopathie in den Mund genommen hat.
Felix Saha:
Homöopathie ist nicht gleich Homöopathie. Die einen arbeiten nur mit Hochpotenzen, Q-Potenzen, die nächsten nur mit Komplexmittelhomöopathie. Wenn man eine der Methoden ausgrenzen würde, würde man mit Sicherheit auch wirksame Methoden ausgrenzen.
(Allgemeine Übereinstimmung, die Homöopathie aufzunehmen)

TCM

Arndt Büssing:
Simon Yeung sprach ein mögliches Risiko der Mistel von Cytochrom P 450 an, aber wie soll das entstehen? Wenn man Mistel subkutan anwenden, wie sie einzig und allein verwendet wird: Wie soll diese Wirkung im Darm passieren? Die Lektine springen nicht von hier nach da.

Simon Yeung:
Ich gebe Ihnen Recht, dass dieses Risiko in der Praxis keine Rolle spielt. Aber Onkologen, die nichts von Botanik verstehen, orientieren sich bei ihrer Bewertung nach der Fähigkeit der Beeinflussung von P450. Interaktionen müssen ja auch nicht immer negativ sein. Wir müssen verstehen, was vor sich geht. Aber bei der Mistel haben wir keine Beweise für negative Wirkungen.
Gustav Dobos:
Die chinesische Phytotherapie ist sicher ein spezieller Bereich. Da gibt es in Deutschland nur eine Handvoll von Experten. Deshalb macht es sicher keinen Sinn, sie im Curriculum ausführlich zu behandeln, außer mit ein paar Eckdaten. Wie ist die Meinung zur Akupunktur?
Barbara Kirschbaum:
Die Akupunktur soll unbedingt hinein. Wir haben Indikationen wie Polyneuropathie, Übelkeit, gastrointestinale Beschwerden und Fatigue. Akupunktur hat sehr wenige mögliche Nebenwirkungen und keine Wechselwirkungen mit der Chemotherapie. Sie ist kosteneffektiv. Wir sollten Synergien nutzen, indem die Akupunktur in große Studien integriert wird, die relatv leicht duchzuführen sind. Nach solchen Möglichkeiten müsste man suchen. Chinesische Kräuter muss man momentan außen vor lassen.

Curriculum

Peter Heusser:
Die Schweizer Krebsliga, aber auch andere Wissenschaftler arbeiten die Evidenz so auf, dass man diese Informationen schriftlich Ärzten übergeben kann. Ein Curriculum sollte auf mündlichen Referaten aufbauen, diese aber durch schriftliche Materialien untermauern, sodass man eine Ökonomisierung hat, um wirklich abzudecken, was für die Bevölkerung relevant ist.
Rainer Stange:
Geht es darum, hinterher Patienten selbst behandeln zu können, oder geht es um Information und Verständnis? Man müsste festhalten, welcher Kernbereich dazu geeignet ist, ihn selbst umzusetzen, und welche Bereiche delegiert werden müssen.
Arndt Büssing:
Bei allen Therapien sollte man betonen, dass es darum geht, Selbstwirksamkeit zu erreichen, die auf psychologischer Ebene auf den Körper wirkt, auf die Physiologie. Zum Beispiel machen die Patienten bei Yoga und anderen Bewegungsformen die Erfahrung, dass sie etwas können. Das ist ein sehr ermutigender Schritt.
Anton Scharl:
Wir werden nicht in der Lage sein, mit einem solchen Curriculum den Komplementärmediziner auszubilden, der alles beherrscht. Die Onkologen können nicht nebenbei noch Qigong machen. Aber die Teilnehmer müssen erfahren, was die Patienten wollen, was es in Deutschland gibt und was sinnvoll ist. Das muss nicht immer identisch sein. Es muss praktisch umsetzbar sein.
Matthias Rostock:
Wer ist denn die Zielgruppe? Sind es Onkologen, Allgemeinmediziner, die Berater aus den Krebsberatungsstellen?
Markus Horneber:
In dem interdisziplinären Förderschwerpunkt „Komplementärmedizin in der Onkologie" der Deutschen Krebshilfe wird das Thema ärztliche Fort- und Weiterbildung einen wichtigen Platz einnehmen. Da sollten Kooperationsmöglichkeiten genutzt werden.

Gary Deng:
Onkologen können sicher nicht einfach die Komplementärmedizin lernen, aber es wäre sicher hilfreich, wenn sie die Grundlagen kennten. Am Sloan Kettering haben wir ein webbasiertes Training, das ungefähr 10 Stunden dauert und die Grundlagen der Integrativen Medizin umfasst. Bei unserem letzten Treffen der Society of Integrative Oncology haben wir außerdem vier Stunden dafür verwendet, Interessenten zu erklären, was Integrative Onkologie ist.

Forschungsbedarf

Felix Saha:
Früher hieß es: Sport ist Mord. Heute belegen Studien das Gegenteil. Bei Selen und Mistel warnt man vor Interaktionen, aber es gibt keine einzige Studie, die diese belegt. Es gibt Interaktion am Cytochrom P, aber es gibt keine Studien, die das auch am Patienten belegt haben. Es gibt aber haufenweise gute Erfahrungen, die man auch nachvollziehen kann – dass während der Chemotherapie die Gabe von Selen Sinn macht, wie auch die Misteltherapie Sinn macht. Wir brauchen Studien an onkologischen Zentren, um das Outcome zu vergleichen, wenn Patienten gleichzeitig zur Chemotherapie mit Selen oder Mistel behandelt werden.
Barbara Kirschbaum:
Ich finde sehr wichtig, dass die Sicherheit der Therapien geklärt wird, um sie dann auch in die Leitlinien aufzunehmen. Yoga und MBSR haben jetzt einen unheimlichen Aufschwung bekommen, weil sie in die Leitlinien integriert sind. Die Akupunktur als solches in die Leitlinien aufzunehmen, bringt nichts, aber wenn man das symptomorientiert machen würde, das wäre gut.
Gustav Dobos:
Das hängt von den Evidenzen ab und von der Studienlage. Ursprünglich wollte Matthias Beckmann aus Erlangen kommen, der Leitlinienbeauftragte der Deutschen Krebsgesellschaft. Er konnte nicht und hat uns einen Vertreter, Markus Follmann, geschickt, den wir später noch hören werden.

Literatur

[1] Marstedt G, Moebus S: Gesundheitsberichterstattung des Bundes – Inanspruchnahme alternativer Methoden in der Medizin. Berlin: Robert Koch Institut; 2002

[2] Hartel U, Volger E: Use and acceptance of classical natural and alternative medicine in Germany-findings of a representative population-based survey. Forsch Komplementarmed Klass Naturheilkd 2004;11(6):327–34.3

[3] Witt CM, Lüdtke R, Baur R et al: Homeopathic medical practice: long-term results of a cohort study with 3,981 patients.BMC Public Health 2005:5: 115

[4] Spence DS, Thompson EA, Barron SJ: Homeopathic treatment for chronic disease: a 6-year, university-hospital outpatient observational study. J Altern Complement Med 2005; 11(5): 793–798

[5] Linde K, Clausius N, Ramirez G et al: Are the clinical effects of homeopathy placebo effects? A meta-analysis of placebo-controlled trials. Lancet 1997; 350(9081):834–43. Erratum in: Lancet 1998 ; 351(9097): 220.

[6] Shang A, Huwiler-Müntener K, Nartey L et al: Are the clinical effects of homoeopathy placebo effects? Comparative study of placebo-controlled trials of homoeopathy and allopathy. Lancet 2005; 366(9487): 726–732

[7] Pathak S, Multani AS, Banerji P et al: Ruta 6 selectively induces cell death in brain cancer cells but proliferation in normal peripheral blood lymphocytes: A novel treatment for human brain cancer. Int J Oncol 2003; 23(4): 975–982
[8] Frenkel M, Mishra BM, Sen S et al: Cytotoxic effects of ultra-diluted remedies on breast cancer cells Int J Oncol 2010; 36(2): 395–403.
[9] Jonas WB, Gaddipati JP, Rajeshkumar NV et al: Can homeopathic treatment slow prostate cancer growth? Integr Cancer Ther 2006;5(4): 343–349.
[10] Banerji P, Campbell DR: Cancer patients treated with the Banerji protocols utilising homoeopathic medicine: a Best Case Series Program of the National Cancer Institute USA. Oncol Reports 2008;20(1):69–74
[11] Pathak S, Multani AS, Banerji P et al: Ruta 6 selectively induces cell death in brain cancer cells but proliferation in normal peripheral blood lymphocytes: A novel treatment for human brain cancer. Int J Oncol 2003; 23(4): 975–982.
[12] Hinrichs I, Dissertation Universität Freiburg i.Brsg. 2004
[13] Milazzo S, Russell N, Ernst E: Efficacy of homeopathic therapy in cancer treatment. Eur J Cancer 2006; 42(3):282–289
[14] Kassab S, Cummings M, Berkovitz S, van Haselen R, Fisher P. Homeopathic medicines for adverse effects of cancer treatments. Cochrane Database Syst Rev 2009(2):CD004845
[15] Daub E, Gerhard I, Bastert G: Homöopathische Antiemetika bei Chemotherapie, eine prospektive, randomisierte Studie. Geburtshilfe und Frauenheilkunde 2000; 60: 157
[16] Pérol D et al.; BMC Cancer 2012, 12: 603.
[17] Oberbaum M, Yaniv I, Ben-Gal Y et al: A randomized, controlled clinical trial of the homeopathic medication TRAUMEEL S in the treatment of chemotherapy-induced stomatitis in children undergoing stem cell transplantation. Cancer 2001; 92(3): 684–690
[18] Sencer SF, Zhou T, Oberbaum M et al: The efficacy of the homeopathic agent Traumeel S® in the prevention and treatment of mucositis in children undergoing stem cell transplantation. Pediatr Blood Cancer 2009; 52(6): 700. #P104
[19] Kulkarni A: Radiation protection by use of homeopathic medicines. Hahnemann Homeopath Sand 1988; 12: 20–23
[20] Balzarini A, Felisi E, Martini A et al: Efficacy of homeopathic treatment of skin reactions during radiotherapy for breast cancer: a randomised, double-blind clinical trial. Br Homeopath J 2000; 89(1): 8–12
[21] Pommier P, Gomez F, Sunyach MP et al: Phase III randomized trial of Calendula officinalis compared with trolamine for the prevention of acute dermatitis during irradiation for breast cancer. J Clin Oncol 2004; 22(8):1,447–1,453
[22] Thompson EA, Montgomery A, Douglas D et al: .A pilot, randomized, double-blinded, placebo-controlled trial of individualized homeopathy for symptoms of estrogen withdrawal in breast-cancer survivors. J Altern Complement Med 2005; 11: 13–20
[23] Jacobs J, Herman P, Heron K et al: Homeopathy for menopausal symtomps in breast cancer survivors: a preliminary randomized controlled trial. J Altern Complemt Med 2005; 11(1): 21–27
[24] ibidem
[25] Rostock M, Naumann J, Guethlin C et al: Classical homeopathy in the treatment of cancer patients a prospective observational study of two independent cohorts. BMC Cancer2011; 11: 19.
[26] Molassiotis A.: Use of complementary and alternative medicine in cancer patients: a European survey. Ann Oncol. 2005 Apr;16(4):655–63. Epub 2005 Feb 2
[27] Powell CB, Dibble SL, Dall'Era JE, Cohen I: Use of herbs in women diagnosed with ovarian cancer. Int J Gynecol Cancer. 2002 Mar-Apr;12(2):214–7
[28] Hyodo I, Amano N, Eguchi K, Narabayashi M, Imanishi J, Hirai M, Nakano T, Takashima S: Nationwide survey on complementary and alternative medicine in cancer patients in Japan. J Clin Oncol. 2005 Apr 20;23(12):2.645–54. Epub 2005 Feb 22
[29] Molassiotis A, Browall M, Milovics L, Panteli V, Patiraki E, Fernandez-Ortega P: Complementary and alternative medicine use in patients with gynecological cancers in Europe. Int J Gynecol Cancer. 2006 Jan-Feb;16 Suppl 1: 219–24

[30] Ezzo JM, et al. Acupuncture-point stimulation for chemotherapy-induced nausea or vomiting. Cochrane Database Syst Rev. 2006 Apr 19; (2): CD002285.
[31] Crew KD, Capodice JL, Greenlee H, Brafman L, Fuentes D, Awad D, Yann Tsai W, Hershman DL. Randomized, blinded, sham-controlled trial of acupuncture for the management of aromatase inhibitor-associated joint symptoms in women with early-stage breast cancer. J Clin Oncol. 2010 Mar 1;28(7):1154–60. Epub 2010 Jan 25.
[32] Huang MI, Nir Y, Chen B, Schnyer R, Manber R: A randomized controlled pilot study of acupuncture for postmenopausal hot flashes: effect on nocturnal hot flashes and sleep quality.Fertil Steril. 2006 Sep;86(3):700–10.
[33] Johnstone PA, Peng YP, May BC, Inouye WS, Niemtzow RC :Acupuncture for pilocarpine-resistant xerostomia following radiotherapy for head and neck malignancies.. Int J Radiat Oncol Biol Phys. 2001 Jun 1;50(2):353–7.
[34] Pfister DG, Cassileth BR, Deng GE, Yeung KS, Lee JS, Garrity D, Cronin A, Lee N, Kraus D, Shaha AR, Shah J, Vickers AJ: Acupuncture for pain and dysfunction after neck dissection: results of a randomized controlled trial. J Clin Oncol. 2010 May 20;28(15):2,565–70. Epub 2010 Apr 20.
[35] Hofman M, et al, Cancer-related fatigue: the scale of the problem. Oncologist. 2007;12 Suppl 1:4–10.
[36] Wong, R, Sagar, S:Acupuncture treatment for chemotherapy-induced neuropathy – a case series. Acupuncture in Medicine. 2006; 24(2):87–91.
[37] Vickers AJ: Acupuncture for postchemotherapy fatigue: a phase II study. J Clin Oncol. 2004 May 1;22(9):1,731–5.
[38] Ezzo JM, et al: Acupuncture-point stimulation for chemotherapy-inducednausea or vomiting. Cochrane Database Syst Rev. 2006 Apr 19; (2):CD002285
[39] Schröder S, et al : Acupuncture treatment improves nerve conduction in peripheral neuropathy. Eur J Neurol. 2007; 14(3): 276–81
[40] Wong, R, Sagar, S: Acupuncture treatment for chemotherapy-induced neuropathy- a case series. Acupuncture in Medicine. 2006; 24(2): 87–91
[41] Vickers AJ, Acupuncture for postchemotherapy fatigue: a phase II study. J Clin Oncol. 2004 May 1;22(9):1,731–5
[42] Yaal-Hahoshen N, Maimon Y, Siegelmann-Danieli N, Lev-Ari S, Ron IG, Sperber F, Samuels N, Shoham J, Merimsky OA: Prospective, Controlled Study of the Botanical Compound Mixture LCS101 for Chemotherapy-Induced Hematological Complications in Breast Cancer. Oncologist. 2011 Jun 28.
[43] Schüle K: The rank value of sports and movement therapy in patients with breast or pelvic cancer. Rehabilitation (Stuttg). 1983 Feb;22(1):36–9
[44] Baumann et al: 2013 eingereicht, im Reviewverfahren
[45] Baumann FT, Drosselmeyer N, Leskaroski A, Knicker A, Krakowski-Roosen H, Zopf EM, Bloch.W: 12-Week Resistance Training with Breast Cancer Patients during Chemotherapy: Effects on Cognitive Abilities. Breast Care 2011;6: 142–143
[46] Schmitz KH, Ahmed RL, Troxel A, Cheville A, Smith R, Lewis-Grant L, Bryan CJ, Williams-Smith CT, Greene QP: Weight lifting in women with breast-cancer-related lymphedema. N Engl J Med. 2009 Aug 13;361(7):664–73
[47] Schmitz KH, Courneya KS, Matthews C, Demark-Wahnefried W, Galvão DA, Pinto BM, Irwin ML, Wolin KY, Segal RJ, Lucia A, Schneider CM, von Gruenigen VE, Schwartz AL: American College of Sports Medicine roundtable on exercise guidelines for cancer survivors. Med Sci Sports Exerc 2010; 42(7):1,409–1,426

7 Das Essener Modell

7.1 Bericht einer Brustkrebs-Patientin (AP)

Eine Berliner Brustkrebs-Patientin mit Rezidiv – vermittelt über Günther Spahn – war spontan bereit, ihre Perspektive in das Thema Integrative Onkologie einzubringen.

Ich bin Brustkrebspatientin. 2004 bin ich erkrankt. Das war sehr überraschend für mich, weil ich mitten im Leben stand, eine zweijährige Tochter und einen achtjährigen Sohn und vollbeschäftigt. Da war diese Diagnose doch sehr erschütternd für mich. Auf einmal ging meine Welt unter. Vorher war ich Geschäftsführerin mehrerer Restaurants und Diskotheken, also wirklich sehr beschäftigt, und von einem Tag auf den anderen ging dann gar nichts mehr.
Die Operation war nicht das Problem, das ist sehr schön und brusterhaltend gemacht worden in der Charité. Das eigentliche Thema war die Nachbehandlung. Da ich ja sehr jung war, damals 36, war das Standardprogramm Bestrahlung, Chemotherapie, Hormontherapie mit Tamoxifen und Zoladex. Erst mal hatte ich nur Angst, durch die Chemotherapie meine Haare zu verlieren. Mein Arzt sagte mir sehr weise, dass das wohl das geringste Problem sein würde, und er hatte Recht. Die Chemotherapie habe ich extrem schlecht vertragen. Sechs Zyklen wurden mir verordnet, mit drei Wochen dazwischen. Nach der Chemo bin ich innerhalb von einer Stunde energetisch auf absolutes Nullniveau gesunken und war zu absolut nichts mehr in der Lage. Das blieb zwei Tage in etwa so. Ich konnte nichts mehr bei mir behalten, mir war schlecht, ich wollte von niemand angesprochen werden. Die Kinder sollte man mir fernhalten, weil sie mich so nicht erleben sollten. Daran zu denken ist die Hölle.
Ich bin eine Kämpfernatur, aber Kämpfen hat in der Phase nichts mehr geholfen. Mein Gynäkologe, der auch buddhistischer Lehrer ist, hat mir dann sehr geholfen. Er hat eine Gruppe mit Patientinnen mit Krebserfahrung gebildet, die die buddhistische Praxis kennenlernen durften in dieser speziellen Situation. Das Schöne war, dass ich dabei nicht sprechen musste.

Integrative Onkologie. http://dx.doi.org/10.1016/B978-3-437-31628-9.00007-9

Ich bin nie wieder auf meinem früheren Level angekommen. Damit kann ich aber umgehen. Ich hadere ich nicht mehr. Die buddhistische Praxis hat mich verändert. Sie betrachtet die Krankheit als Götterbote, der mir etwas sagen will. Ich höre ihr zu und betrachte sie nicht als Feind, der bekämpft werden muss, sondern als Teil von mir. Das ist mir am Anfang sehr sehr schwer gefallen, diesen Zugang zu finden, aber mit der ständigen Wiederholung ging es irgendwann.
Es wurde bei mir ein Rezidiv festgestellt und ich werde morgen um Neun auf dem OP-Tisch liegen, aber das macht mir nicht soviel aus, weil ich weiß, dass ich höchstwahrscheinlich keine Chemotherapie mehr brauchen werde. Dieses Elend wird mir nicht mehr bevorstehen, ich bin viel ruhiger und denke mir, das ist die eine Sache, aber die Hölle war das andere.

Nachfrage
Gustav Dobos:
Was hätten Sie sich denn als Unterstützung gewünscht?
Patientin:
Mehr Eigenverantwortung, das wäre schön gewesen, das Gefühl zu bekommen, man ist nicht nur ausgeliefert, sondern kann auch selbst etwas tun, z. B. durch Ernährung. Verantwortung übernehmen, außerhalb dessen, dass ich mich den Therapien beugen muss, gegen die ich so viel Widerstand spürte.

7.2 Praktische Erfahrungen mit der naturheilkundlichen Krebs-Tagesklinik und Ambulanz Essen bei Brustkrebspatientinnen

Felix J. Saha

Felix J. Saha, Oberarzt an der Klinik für Naturheilkunde und Integrative Medizin, Kliniken Essen-Mitte, über die ärztliche Tugend, weniger selbst zu tun, sondern den Patienten zum Handeln zu bringen.

Seit etwa 10 Jahren werden Patientinnen und Patienten mit unterschiedlichen Krebserkrankungen im Knappschaftskrankenhaus tagesklinisch betreut. In diesem 11 Wochen dauernden Programm, werden die Patienten im Gruppensetting ärztlich mitversorgt. Dabei findet zu jedem der 11 Termine eine Visite aller 10 bis 14 Patienten in der Gruppe statt, welche insgesamt etwa 45 Minuten umfasst. Zusätzlich werden ärztliche Vorträge zu den Themen Misteltherapie, Fatigue-Syndrom und naturheilkundlichen Selbsthilfestrategien durchgeführt.
Des Weiteren wurden über mehrere Jahre naturheilkundliche Sprechstunden am Brustzentrum der Universität Duisburg-Essen angeboten. Die Dauer der Einzelberatung umfasste dabei 60 Minuten. Bei den wöchentlich stattfindenden Terminen wurden jeweils zwei bis fünf Patientinnen gesehen. Meistens wurden die Patientinnen von der Sekretärin des Brustzentrums auf das Angebot aufmerksam gemacht, gelegentlich auch von den Stationsärzten. Aus der Erfahrung mit den Patientinnen entstand das aktuelle Beratungs- und Vortragsprogramm, welches in der onkologischen Tagesklinik angeboten wird.
Ich möchte Ihnen von den praktischen Erfahrungen mit diesem Angebot berichten.
Es sind vorwiegend Frauen, die uns aufsuchen, die meisten davon mit Brustkrebs. Manchmal ist auch ein Mann mit einer Krebsdiagnose in der Gruppe, aber drei sind das Maximum. Wenn die Patientinnen und Patienten zu uns kommen, sind viele noch sehr in Not – sie haben gerade erst

ihre Diagnose erhalten oder sind mitten in der Chemotherapie. Sie fragen: Was kann ich denn jetzt noch machen, zusätzlich zu der empfohlenen Standardtherapie? Deshalb haben wir einen Block mit ärztlichen Vorträgen an den Anfang gestellt. Die Tagesklinik bedeutet Üben, wir wollen also den Patienten zur Selbsthilfe, zum Handeln bringen. Nicht wir handeln, sondern wir befähigen zum Handeln.

Wir Ärzte halten Vorträge zum Thema Misteltherapie, weil das am häufigsten gefragt wird. Wir stellen die Historie dar, erklären die Anwendung und mögliche Wirkungsweise und informieren auch über die Erstattungsfähigkeit durch die Kassen. Wir beziehen Stellung zum Thema Immunmodulation und diskutieren dabei auch Thymuspräparate, Faktor AF2, Symbioselenkung und orthomolekulare Präparate. Außerdem verweisen wir auf die Wichtigkeit der vollwertigen Ernährung in diesem Zusammenhang. Dabei ist wichtig, dass wir im Schulterschluss mit dem Onkologen handeln, ihm nicht widersprechen, sondern wirklich gemeinsam an einem Strang ziehen.

Für die Misteltherapie haben wir etwa eine Stunde veranschlagt, mit all den Fragen, dann gibt es einen eigenen Block zum Thema Fatigue-Syndrom, unter dem die meisten der Patienten leiden. Ich frage immer, wer über das Fatigue-Syndrom informiert worden ist, und das sind immer ganz wenige. Was man dagegen machen kann, z. B. mit Bewegung, das weiß keiner der Patienten, darüber hören sie bei uns zum ersten Mal. Dann sind da die Selbsthilfestrategien, für die eigentlich auch nur eine Stunde angesetzt war, aber die Praxis hat gezeigt dass wir da meistens noch eine Extrastunde dranhängen müssen, weil so viele Fragen kommen.

Visitenzeit bedeutet bei uns eine Gruppenvisite mit 14 Patienten in einer Runde, samt Ordnungstherapeutin und Arzt oder Ärztin. Sollten Patienten spezielle Fragen unter vier Augen besprechen wollen, so ist das im Anschluss möglich. Da die Problematik der meisten Patientinnen sehr ähnlich ist, haben sich die Gruppenvisiten als sehr hilfreich erwiesen und werden von den Patienten gerne angenommen. Sie berichten, wie die Woche war, was ansteht, und wir bemühen uns aus naturheilkundlicher Sicht, bei speziellen Beschwerden zu helfen. Was können die Patienten tun bei Haarausfall, Übelkeit, Erbrechen, Gelenkschmerzen usw.? Zum Beispiel bieten wir auch Akupressurkurse für Patienten an, damit sie sich selbst behelfen können.

Die häufigsten geäußerten Beschwerden sind Polyneuropathie (empfohlen werden: Igelballmassage, Qi-Gong Kugeln, Capsaicinsalbe, Hydrogalvanische Bäder, Güsse, Akupunktur, MBM), Schlafstörungen (Entspannungstechniken, Meditation, Leibwaschungen, Wechselgüsse, Fußbäder mit Lavendelöl oder Senfmehl, Bienenwachsauflagen mit Passionsblume/Lavendel oder Rose, Lasea, Bryophyllum), Schleimhautläsionen (Traumeel-Lösung, Salbei, Kamille, Ringelblume, Repha-Os, Sanddornöl), Übelkeit und Erbrechen (Ingwer, Pfefferminze, Kamille, Iberogast, Amaratropfen, Homöopathika wie Okubaka und Nux vomica, Kümmel- oder Fenchelöl lokal – auch als Bienenwachsauflage, Massagen, Akupressur), klimakterische Beschwerden (Yoga, Meditation, Walking, Sauna, Wechselgüsse, kalte Waschungen, Trockenbürsten, Salbei, Traubensilberkerze), Verstopfung (Flohsamenschalen, Symbioselenkung, Hydrotherapie, Bewegung, Akupressur).

Weil im Laufe der elf Wochen, die das Programm umfasst, immer wieder neue Nebenwirkungen auftauchen, entwickelt sich dabei auch eine großartige Interaktion zwischen Patienten. Sie sagen einander: Ja, das habe ich auch schon ausprobiert, das hilft. Das sind oft ganz banale Hausmittel, z. B. ein Kohlwickel bei Kniegelenksschmerzen. Zuerst glaubt keiner daran, doch einer legt sich zwei Wochen lang Kohlblätter aufs Knie und sagt dann denn anderen: „Hoppla, es funktioniert!"

Das Hauptgewicht liegt auf der Ordnungstherapie, der Frage, was kann der Patient selbst tun, aber wir Ärzte bestärken die Patientinnen, indem wir Fragen stellen wie: „Warum sind Sie denn hier bei uns? Wir möchten nicht einfach eine Behandlungsschiene fahren, sondern Sie motivieren,

selbst etwas zu tun!“ Wir untermauern das mit wissenschaftlichen Daten, z. B. zu MBSR, wo gezeigt wird, dass bis auf die Ebene der Epigentik Wirkungen zu erzielen sind, dass es zur Aktivierung von Tumorsuppressor-Genen kommt, zur Abschaltung von Onkogenen, allein durch die Veränderung des Lebensstils. Das hat deshalb bei uns einen großen Stellenwert, dass wir zu Veränderungen motivieren, zu mehr Bewegung, auf Vollwertkost umzustellen und eben zur Praxis der Achtsamkeit im Alltag, was in unserem Kulturkreis fast schon fremd geworden ist, aber einen elementaren Bestandteil darstellt, um wieder genesen zu können.
Wir sehen eine deutliche Veränderung bei den Patienten in den elf Wochen. Zunächst sind sie noch sehr unruhig und greifen nach jedem Strohhalm, dann aber werden sie ruhiger. Selbst Patienten mit infauster Prognose strahlen oft, wenn ich frage: Wie geht es Ihnen? Sie sagen: Es geht mir gut! Manchmal treten mir Tränen in die Augen, weil ich mir denke, das möchte ich als Gesunder auch mal so von Herzen sagen können, aber sie meinen es wirklich so, trotz der Metastasen.

7.3 Mind-Body-Medizin bei Krebspatienten: Erfahrungen aus zehn Jahren

Anna Paul

Anna Paul, Leiterin des Bereichs Ordnungstherapie und Mind/Body Medizin, Kliniken Essen-Mitte, über die Erweiterung der traditionellen Ordnungstherapie durch die modernen Mind-Body-Medizin.

Seit über 10 Jahren werden Krebspatienten, schwerpunktmäßig Brustkrebspatientinnen, im Knappschaftskrankenhaus im Rahmen einer Tagesklinik naturheilkundlich onkologisch betreut. In diesem Zeitraum haben ca. 1.500 Patienten dieses Angebot wahrgenommen, in unserem gesamten Naturheilkunde-Setting waren es etwa 20.000 Patienten mit ganz unterschiedlichen Erkrankungen aus den Bereichen der Inneren Medizin und Schmerztherapie. Zentrales Ziel der sogenannten Ordnungstherapie/Mind-Body-Medizin (MBM) im stationären Setting sowie im Rahmen der Tagesklinik ist es, eine Therapieoption zu bieten, in der der Patient vom „Behandeln“ in die Handlung kommt, d. h. er soll nicht nur im klinischen Setting seine Therapien absolvieren, sondern auch befähigt werden, selber aktiv seine Gesundheit zu unterstützen und das Gelernte in den Alltag umzusetzen zu können.
Als wir 1999 angefangen hatten, die Integrative Medizin in Essen zu etablieren, existierten für die Wirksamkeit der naturheilkundlichen Ordnungstherapie kaum wissenschaftlich akzeptierte Nachweise. Anders jedoch für mind-body-medizinische Interventionen, die in den USA seit den 1970er Jahren systematisch beforscht wurden. MBM steht für ein medizinisches Konzept, das versucht, sowohl körperliche und psychische als auch soziale und spirituelle Aspekte des Menschseins zu berücksichtigen und darauf abzielt, die in jedem Menschen von Natur aus vorhandenen gesundheitsfördernden Potenziale zu wecken und zu stärken.
Geprägt wurde der Begriff in Nordamerika, wo sich diese medizinische Disziplin, die nun zunehmend auch in Europa Verbreitung findet, in den vergangenen Jahrzehnten bereits fest etabliert hat. Ihre medizinwissenschaftlichen Wurzeln hat die MBM in der Inneren und der Verhaltensmedizin, der Stressforschung sowie in der Psychoneuroimmunologie. Sie wird am NIH dem Bereich der CAM zugeordnet. In ihrer Umsetzung beinhaltet die MBM sowohl multimodale Programme zur selbsthilfezentrierten Lebensstilmodifikation, wie z. B. Mindfulness-Based Stress Reduction (MBSR), als auch einzelne Methoden und Techniken, wie z. B. Yoga, Qigong, Meditation, Autogenes Training und Selbsthypnose.

Die Wirkung der MBM ist mittlerweile durch eine Vielzahl von Studien belegt, die insbesondere auch für die Budgetverhandlungen mit den Krankenkassen wichtig waren. Wir haben etablierte und gut evaluierte multimodale MBM-Behandlungsprogramme aus den USA übernommen und für deutsche Patienten weiterentwickelt wie z. B. das von Herbert Benson an der Harvard Medical School entwickelte „Cancer Program“ und das bereits zitierte MBSR-Programm von Jon Kabat-Zinn. Mit unseren Mitarbeitern Dr. Ulla Franken, Dr. Nils Altner und Jörg Meibert haben wir hochqualifizierte MBSR-Lehrer, die auch selbst weitere Lehrer in Deutschland ausbilden.

Während das amerikanische Verständnis der MBM vorrangig Methoden zur Stressbewältigung und Entspannung beinhaltet [1], bezieht das integrativmedizinische Behandlungskonzept der Kliniken Essen-Mitte ganz explizit weitere Aspekte der präventiven Lebensstilmodifikation mit ein, die auch in der Tradition der europäischen Naturheilkunde verwurzelt sind [2]. Dazu gehören gesundes Ernährungs- und Bewegungsverhalten sowie naturheilkundliche Selbsthilfestrategien.

Im Rahmen aller therapeutischen Maßnahmen ist das Prinzip der Achtsamkeit ein zentrales Element. Mit dem Begriff „Achtsamkeit“ wird eine innere Haltung beschrieben, die von einem verstärkten Fokus der Aufmerksamkeit auf den gegenwärtigen Moment und von einer akzeptierenden, nicht reaktiven Gelassenheit geprägt ist. Gerade im Rahmen einer Krebserkrankung, der damit verbundenen Therapie und den Auswirkungen auf Psyche, Körper und soziales Umfeld, erscheint es wichtig, die Patienten, die oftmals verunsichert sind und ein hohes Maß an Stress empfinden [3], dabei zu unterstützen, die Wahrnehmung für sich selbst sowie die eigenen Möglichkeiten und Bedürfnisse zu entwickeln. Dabei kommen Methoden zum Einsatz, die mentale Veränderungen anregen und dadurch mittelbar physiologische Parameter positiv beeinflussen. So induzieren z. B. Visualisierungsübungen, Meditationen oder auch kognitive Umstrukturierungen, die den Patientinnen unter dem Aspekt „Entspannung/Umgang mit Belastungen“ angeboten werden, mentale Zustände, die mit einem wohl gespannten Muskeltonus, reguliertem Puls und Blutdruck sowie mit gesundheitsfördernden endokrinen und immunologischen Parametern einhergehen.

Andere Interventionen beeinflussen gezielt physiologische Zustände und wirken damit indirekt auch auf psychische Parameter. So nehmen z. B. Ausdauertraining oder eine aktivierende Bewegung wie z. B. Yoga auch einen deutlichen Einfluss auf Befindlichkeit und Stimmung [4] [5] [6]. In Bezug auf das Thema körperliche Bewegung wird den Patienten grundsätzlich angeraten, Inaktivität möglichst zu vermeiden und auch nach einer Operation die normalen Aktivitäten sobald wie möglich wieder aufnehmen. Die Patientinnen haben die Möglichkeit neben Vorträgen und Gruppenveranstaltungen zum Thema Bewegung eine individuelle Beratung diesbezüglich in Anspruch zu nehmen, um Überforderung oder „falsches“ Training zu vermeiden.

In der Mind-Body-Medizin wird dem Patienten etwas an die Hand gegeben, das er im Alltag, in seiner Lebensstilstrukturierung umsetzen kann. Er soll befähigt werden, seinen eigenen Gesundheitsressourcen auf die Spur zu kommen. Sich bewusst machen: Was denke ich? Was fühle ich? Was ist mein Körper? Was ist mein soziales Umfeld? Bis hin zum Thema Spiritualität: Warum tue ich das, was ich tue? Warum soll ich überhaupt gesund werden?

Im Rahmen einer MBM-Erstberatung beleuchtet ein MBM-Therapeut mit dem Patienten verschiedene Lebensstilbereiche. Die einzelnen MBM-Therapeuten haben eine unterschiedliche Fachexpertise, fungieren aber alle auch als Generalisten: Sie haben auch eine Ausbildung in den anderen Bereichen, wissen darüber genügend, um alle Lebensstilaspekte mit dem Patienten besprechen zu können. Bei Bedarf werden auch individuelle Einzelberatungen in den Lebensstilbereichen mit den jeweiligen Experten durchgeführt.

Die Tagesklinik baut sich aus zehn Modulen auf, die ein Patient oder eine

Patientin in sechs Stunden (einmal die Woche) durchläuft. Kernelemente sind Bewegungstherapie, Ernährungstherapie und Entspannungstraining sowie eine ärztliche Visite und das naturheil-

kundliche Selbsthilfeprogramm. Ziel ist es, Patienten dabei zu unterstützen, einen Weg aus der von Depressivität, Hilflosigkeit und Verzweiflung geprägten Opferrolle zu finden, die nicht selten mit der Diagnose Krebs einhergeht. Die Unterstützung in der Gruppe hilft vielen Beteiligten, ihre Krankheit besser zu bewältigen und eine langfristige Lebensstiländerung
einzuleiten [7]

Seit einigen Jahren gibt es die Zusammenarbeit mit der Klinik für Senologie/Brustzentrum, die noch weiter ausgebaut wird. Wir betreuen stationäre und ambulante Patientinnen mit Gruppenangeboten und Einzelgesprächen. Die Patientinnen erhalten auf Wunsch durch eine naturheilkundlich ausgebildete Ärztin ein ausführliches naturheilkundliches Anamnesegespräch. Im Rahmen der mind-body-medizinischen Erstberatung verwenden wir außerdem im Rahmen von Evaluationsstudien einen Fragenbogen, mit dem wir u. a. die Risiken von Depression und Angst erheben, um im Falle einer psychiatrischen Indikation die Patientin in die Psychoonkologie weiterzuleiten, was von einem geringen Teil der Patientinnen in Anspruch genommen wird. Es gibt Mind-Body Therapie Gruppen als Informationsveranstaltungen und Gruppentraining in den Bereichen Ernährung, Bewegung und Entspannung in Daneben haben die Patienteninnen auch die Möglichkeit zu Einzelberatungen in den Bereichen Bewegung, Ernährung, Entspannung sowie zu psychoonkologische Krisenintervention.

Die erwähnten Informationsvorträge können auch von den stationären Patientinnen besucht werden. Ein Thema ist da z. B.: „Die Krankheit macht mir Angst – wie gehe ich damit um?" Dieses Gruppenangebot übernimmt eine Psychoonkologin und bietet damit auch Möglichkeiten, sich dort psychologischen Themen anzunähern, wo ein Einzelgespräch noch eine größere Hürde darstellen würde.

Außerdem bieten wir Gruppen an wie „Das gesunde Frühstück", Yoga, Qigong und Ausdauersport.

Zu all diesen Bereichen belegen Studien die Wirksamkeit: Die Evidenz für dosiertes Ausdauertraining in Kombination mit gezielter Kräftigung und Dehnungen gilt als gesichert. Verschiedene Studien haben gezeigt, dass Lebensqualität, körperliche Leistungsfähigkeit und Fatigue deutlich verbessert werden können. Achtsamkeitsbasierte Interventionen wie MBSR sind bei Krebspatienten mittlerweile gut untersucht. Zu MBSR und Yoga liegen positive Metaanalysen und Leitlinien-Empfehlungen der AGO (2011) vor. So finden sich in verschiedenen Reviews deutliche Hinweise auf Verbesserung der Lebensqualität, Immunfunktion, des Schlafs und der psychologischen Parameter [13] [14] [15] [16]. Die Wirksamkeit von Yoga auf Lebensqualität, Schlaf, Stressbewältigung und Stimmung bei Krebspatienten ist auch gut belegt [17] [18] [19]. Nach diesen Intervention sagen unsere Patienten: Ich traue meinem Schulmediziner jetzt mehr als vorher. Die Compliance unserer Patienten gegenüber der Chemo- oder antihormonellen Therapie verbessert sich.

Die Mind Body Medizin ist – ein wissenschaftlich gut belegtes, niedrigschwelliges Angebot, weil sie in der Naturheilkunde verankert ist, welche von 90 Prozent der Patientinnen akzeptiert und gewünscht wird. Psychoonkologische Betreuungsangebote sind ein Teil davon. Die Patienten lernen, wie sie ihren Alltag verändern können. Das ist eine Einstellungsfrage und erfordert auch Emotionsregulation – beides wird mit den Methoden der Mind-Body-Medizin positiv gefördert. Patienten können sich verändern und die Krankheit als Chance dazu begreifen.

7.4 Ernährungstherapie in der Integrativen Onkologie

Sabine Conrad

Sabine Conrad, Ökotrophologin an der Klinik für Naturheilkunde und Integrative Medizin, Kliniken Essen-Mitte, über die wichtige Rolle des Essens (nicht nur) als Instrument der Selbstwirksamkeit.

Ernährung als bio-psycho-soziales Phänomen bietet ernährungsmedizinische Interventionsmöglichkeiten und sollte in einem ganzheitlichen Konzept überdies auch deshalb einen wichtigen Raum einnehmen, weil 50 Prozent der Betroffenen im Ernährungsverhalten den zweitwichtigsten Faktor der Rezidivprävention sehen [21]. Somit stellt die Ernährungsweise einen wichtigen Teil ihres Selbsthilfekonzepts dar. Unsere Ziele sind also nicht nur die „Verordnung einer geeigneten Kostform", sondern auch die Befähigung (Empowerment) zur Umsetzung im außerklinischen Setting [22], während und „nach" der Erkrankung. Doch woher sollen die Patientinnen plötzlich wissen, was gut für sie wäre?

> *„Die meisten Menschen glauben, weil sie von Geburt an essen und trinken, sie ‚könnten' es auch. Aber Essen und Ernährung sind nicht immer dasselbe."*

Die Hälfte der deutschen Bevölkerung deckt ihren Kalorienbedarf laut Ernährungsberichten und der Nationalen Verzehrstudie von 2008 zum größten Teil durch Stärke, Backwaren, Auszugsmehlprodukte, aber auch Zucker [23]. Deshalb empfiehlt der Weltkrebsforschungsfond in seinem Bericht (2007, Empfehlung 2) Unterstützung in Form von gezielter Ernährungsberatung.

> *„Wenn Menschen unterstützt werden, wie das hier geschieht, dann sagen sie: ‚Ich habe früher kochen gehasst – jetzt sehe ich es als Möglichkeit, mir selbst etwas Gutes zu tun."*

Demnach wirken *salutogenetische Faktoren,* etwas für sich selbst tun können, das ist ganz wichtig. Was kann Ernährungstherapie noch? Sie kann helfen die *Compliance einer onkologischen Therapie zu stärken,* dazu beitragen, dass diese durchgestanden und seltener abgebrochen wird. Aber auch die *Verbesserung des Allgemeinzustands,* Stärkung des Immunsystems und eine Senkung der Komplikationsrate können erreicht werden. Ernährung kann insgesamt den Heilungsverlauf unterstützen, etwa die Wundheilung. Bei einigen Krebsentitäten konnten auch eine Senkung der Mortalität gezeigt werden. Es geht im Wesentlichen darum, Lebensqualität zu erhalten, wieder zu gewinnen oder zumindest die Beeinträchtigungen zu mindern.
Aus ernährungstherapeutischer Sicht und aus meiner Erfahrung sind drei Schwerpunkte wichtig:

- Diätetisches Nebenwirkungsmanagement (relevant insbesondere in der Akutphase mit OP, Chemo- und/oder Radiotherapie):
- Fatigue: Optimierung der essenziellen Makro- und Mikronährstoffversorgung im oberen Bereich der Referenzwerte [10], z. B. Protein durch entsprechende Lebensmittel-Auswahl und Kombinationen zur Akzentuierung einiger Aminosäuren wie Methionin, Lysin, Glutamin (Energie), Tryptophan (Einschlafstörungen) usw.; Unterstützung des Säure-Basen-Haushalts durch hydrogencarbonatreiches Mineralwasser; LM, die reich an Eisen, Magnesium, Mangan, Selen, Zink; an Vitaminen B6, C, E, D sind etc. pp.
- Dysphagie: (Ursachenbehebung möglich?), angemessene Konsistenz von Speisen, Adaptation der Applikation, z. B. per Strohhalm
- Übelkeit/Erbrechen: Verwendung von Ingwer als Antiemetikum, entsprechende „Bauchwohl"-Tees, Akupressur, evtl. Bitterstoffe, ätherische Öle, Frischluft
- Darmträgheit/Verstopfung: viel trinken, *Bewegung, Kneippsche Anwendungen,* Ballaststoffe – u. U. auch als Isolat wie z. B. Flohsamen oder Haferkleie, eingeweichte Trockenfrüchte, Olivenöl, Leinöl, prä- und probiotische LM, z. B. Kefir, Topinambur usw.
- Diarrhö: Intoleranzen abklären, Heilerde, Flüssigkeit ersetzen durch z. B. gerbsäurereiche Tees (5 Min. ziehen lassen), Wasserkakao, Brühen, elektrolythaltige Sportgetränke; pektinreiche Kost, z. B. geriebener Apfel, Möhrenbrei, Reis-Bananen-Brei, Haferschleim, Flohsamen; Muskat als Gewürz
- Schleimhautentzündungen: mechanische Schonung, z. B. statt Knäckebrot Reis-Mais-Hirse-Vollkornwaffeln, Sanddornfruchtfleischöl, sorgfältige Mundpflege, häufiges Spülen mit geeigneten Kräuterdekokten, gefrorene Ananasstücke lutschen usw.

- Dysgeusie: Mund ausspülen, mit frischem Ingwer, Knoblauch, Sojasoße usw. würzen, ggf. auf Metallbesteck verzichten, evtl. Bittergetränke (Bitter Lemon, Tonic Water)
- Sodbrennen: sog. „Säurelocker" meiden, gründlich kauen, Heilerde, Leinsamenschleim, Leinsamentee, mehrere kleine Mahlzeiten, nach dem Essen *nicht* in die Horizontale
- Appetitmangel: „Häppchen-Strategie" bzw. kleine Portionen mit hoher Energie- und Nährstoffdichte, Bitterstoffe, Tischkultur, soziale Aspekte, Frischluft
- Immunsuppression, Leukopenie usw.: Intensivierung der allgemeinen sowie der Lebensmittel- und Küchenhygiene, ggf. müssen Richtlinien für keimarme Nahrung befolgt werden
- Mundtrockenheit: fette Pflanzenöle als künstlichen Speichel, *Qi Gong Yangsheng-Übung Zunge rollen*, viel trinken, Eibischpastillen lutschen, Zitronentee trinken, Kaugummi kauen
- Gewichtsmanagement – quantitative und qualitative Mangelernährung vermeiden resp. Kachexie hinauszögern, aber auch Übergewicht (v. a. unter antihormoneller Therapie) verringern.

Spätestens seit Veröffentlichung der DGEM-Leitlinie Enterale Ernährung in der Onkologie [23] gilt die Erfassung des EZ als Grundlage der Ernährungstherapie. In der ersten deutschen Studie zur Häufigkeit der Mangelernährung (ME) im Krankenhaus wiesen Tumorpatienten mit 38 % die zweithöchste Prävalenz auf [24], Anzeichen einer Mangelernährung zeigen 30 bis 90 % aller Tumorpatienten [25]. Deshalb führen wir in Essen in der Integrativen Onkologie eine Ernährungsanamnese durch, erfassen den Body-Mass-Index und schätzen den Ernährungszustand ein. Zur weiteren Verbesserung der Prozessqualität ist die Einführung eines Diagnose-Scorings als Screening Tool, z. B. MUST [26] geplant, da Malnutrition die Prognose durch metabolische und immunologische Defizite [27] verschlechtert und das Komplikationsrisiko erhöht [28]. Ein stabiler Ernährungszustand kann hingegen sowohl Lebensqualität als auch Outcome verbessern [29]. Im Ernährungsstufenplan bietet jede Stufe außer der ausschließlichen parenteralen Ernährung die Möglichkeit, den Ernährungszustand mit natürlichen (Lebens-)Mitteln zu stabilisieren; je höher die Stufe, desto mehr kommen selbstverständlich standardisierte Produkte der klinischen Ernährung zum Einsatz. Ziel ist, möglichst früh mit der Ernährungstherapie zu beginnen.

- Rezidivprävention

Evidenzbasierte Empfehlungen für die Nachsorge/Survivorship sind aufgrund noch bestehender Wissenslücken nur eingeschränkt möglich [30]. Zwar zeigen epidemiologische Studien einen inversen Zusammenhang zwischen der Aufnahme von Obst- und Gemüse, Hülsenfrüchten, weißem Fleisch (Geflügel und Fisch), Nüssen und Saaten und Vollkornerzeugnissen und bis vor einem Jahrzehnt galt die Evidenz noch als überzeugend. Neuere prospektive Kohortenstudien führten jedoch zu einer Rückstufung.

Gleichzeitig vervielfacht sich das Wissen aus der experimentellen Forschung zur Wirkung einzelner sekundärer Pflanzenstoffe (Syn. Phytochemicals, Nutrazeutika, Pharmaconutrients), aktuell z. B. die wachstumshemmende Wirkung von „neuen" Resveratrol-Oligomeren auf Humantumorzelllinien [31]. In ihrem zweiten Report 2007 empfehlen WCRF und AICR, die für die Primärprävention geltenden Richtlinien aus Mangel an anderen verfügbaren Daten auf die Rezidivprävention zu übertragen [32]. Die 2009 von der Gesellschaft für Integrative Onkologie veröffentlichten klinischen Praxisleitlinien [33] (Empfehlungen 14–20) betonen die Bedeutung einer ausgewogenen, vielseitigen und natürlichen Ernährung, die mit den allgemeinen Empfehlungen für eine gesunderhaltende bzw. gesundheitsfördernde Ernährungsweise harmoniert und Nahrungsergänzungsmittel normalerweise überflüssig macht. Die erstmals 2012 publizierten Leitlinien der American Cancer Society für „Überlebende" beziehen sich 321 Referenzen und untermauern auch im Abschnitt über Mamma-Ca die o. g. Empfehlungen [34].

Am besten belegt ist die Bedeutung eines gesunden (altersabhängigen) BMI, die Limitation von Alkoholkonsum, eine begrenzte Zufuhr tierischer Fette, gesättigter und Trans-Fettsäuren. Über-

dies spielen Noxen aus der Lebensmittelherstellung, Lagerung und Verarbeitung bis hin zur Speisenzubereitung (z. B. Hitzeexposition) in der Karzinogenese eine Rolle. Demnach können risikoerhöhende Faktoren reduziert und risikomindernde Faktoren verstärkt werden. Für letzteres bieten sich spezielle Substrate an: fermentierte Lebensmittel [35] und Ballaststoffe [36], grüner Tee [37], Gewürze und chlorophyll- und folsäurereiche Kräuter (auch Lippenblütler) [38], Olivenöl mit COX1 hemmender Wirkung [39], schwefelhaltige Lebensmittel (auch Kreuzblütler), Granatapfel- und andere Polyphenole, natürliche Enzyme aus tropischen Früchten, Flavonoide und Terpenoide aus Zitrusfruchtschalen, Karotinoide wie z. B. Lycopin usw.
Ob phytoöstrogenreiche LM kompetitiv hemmend wirken oder, zumindest unter antihormoneller Therapie, nachteilige Wirkung haben, ist noch nicht schlüssig geklärt, für Lignane und Isoflavone scheint sich der Nutzen zu bestätigen [40], [41], [42]. Weiteres Potenzial der Chemoprävention zeigen insbesondere Kurkumin, Gingerol, Polysaccharide z. B. aus Algen und Pilzen.
Aufgrund der wachsenden Erkenntnisse bezüglich entzündlicher Vorgänge als Risikofaktor für viele Krebsformen (Angiogenese!) gewinnt das Konzept einer antiinflammatorischen Ernährung an Bedeutung. Nach langen und anhaltenden Bemühungen um eine krebsfeindliche Kost erweist sich eine bedarfs- u. bedürfnisorientierte Ernährung, die die Kriterien der Vollwertigkeit [43] erfüllt, mediterrane und asiatische Elemente integriert und individuell adaptiert wird, als geeignet, den Gesamtorganismus zu stärken und möglicherweise gezielt krebshemmend zu wirken.

> *„Es gibt keine Schutznahrung, die man sich umhängen kann wie einen Regenmantel. Aber wir können die Risikofaktoren verringern und schützende Faktoren stärken."*

Zusammenfassend lässt sich sagen: Grundlage sind die Empfehlungen des World Cancer Research Fonds [44]. Überwieged pflanzliche Nahrungsmittel, nur 200 Gramm rotes Fleisch pro Woche. Alkoholkonsum reduzieren: Frauen sollten nicht mehr als drei Drinks pro Woche trinken. Weniger Salz und Zucker, Schadstoffe vermeiden (z. B. Schimmel). Die Empfehlung auch hier: Lebensmittel zur Bedarfsdeckung, Supplemente zur gezielten Beseitigung eines diagnostizierten Man-

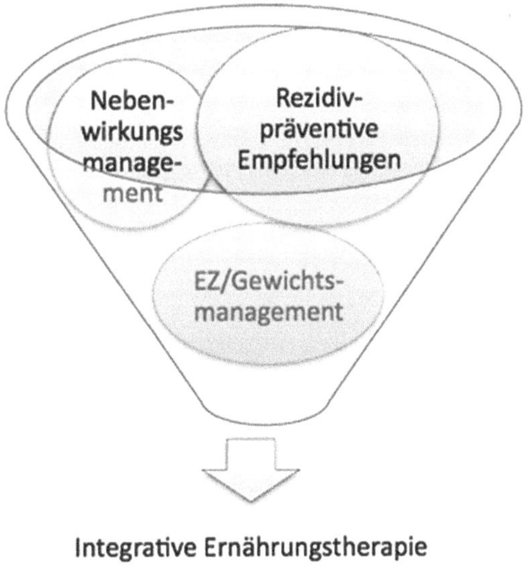

Abb. 7.1 Integrative Ernährungstherapie

gels. Zu Ballaststoffen ist gerade eine neue Metaanalyse veröffentlicht worden, die besagt: 10 Gramm mehr Ballaststoffe am Tag reduziert das Brustkrebsrisiko um 7 Prozent [45].
Fazit: Mit der Diagnosestellung sollten Ernährungsfragen bereits thematisiert werden. Der Ernährungsstatus sollte erfasst, Ernährungsberatung bereits gebahnt werden.

7.5 Akupunktur zur Behandlung von Nebenwirkungen in der Onkologie: Stand von Forschung und Praxis

Petra Voiß

Petra Voiß, naturheilkundliche Internistin im Rahmen der Integrativen Onkologie an den Kliniken Essen-Mitte, beschreibt Akupunktur als eine effektive und sichere Methode in der klinischen Praxis.

In der Hand von gut ausgebildeten Therapeuten gilt Akupunktur als sicheres und nebenwirkungsarmes Verfahren [46]. Sie wird zur Linderung von Nebenwirkungen unter Chemo-, Strahlentherapie und antihormoneller Therapie und zur Schmerzbehandlung in der Therapie der Patientinnen mit Mammakarzinom eingesetzt. Zur Anwendung kommen im Wesentlichen Körperakupunktur, Ohrakupunktur und Elektroakupunktur. Angst vor Nadeln und Marcumartherapie stellen relative Kontraindikationen dar. Eine Leukopenie unter 2.000/μl sehen wir als eine absolute Kontraindikation an, alternativ kann Akupressur angewendet werden.
Zu den wichtigsten Indikationen zählen:

- Chemotherapie induzierte Übelkeit und Erbrechen
- Prophylaxe einer Chemotherapie induzierten Leukopenie
- Fatigue-Syndrom
- Insomnie
- Hitzewallungen und Gelenkschmerzen unter antihormoneller Therapie
- Depression
- Postoperative Schmerzen und postoperative Übelkeit

Akupunktur zur *Linderung von Chemotherapie induzierter Übelkeit und Erbrechen* gilt inzwischen als wissenschaftlich evident [47] [48] [49]. Edzart Ernst, der sich eher kritisch äußert, hat in einem Systematic Review [50] die Studie von Ezzo [51] von 2006 als exzellent in ihrer Qualität bewertet. Es ist 2010 nochmals eine Cochrane-Analyse publiziert worden zum Thema Akupunktur/Elektroakupunktur gegen akutes Erbrechen [52]. Die Inzidenz lag in der Akupunkturgruppe bei 37 Prozent, in der Kontrollgruppe bei 60 Prozent. Die „number needed to treat (NNT)" liegt bei 4,4. Das ist die einzige Indikation im Bereich Akupunktur, für die eine 1a-Evidenz existiert. Akupunktur wird deshalb für diese Indikation in der Leitlinie der Arbeitsgemeinschaft Gynäkologische Onkologie empfohlen.
Aussagen zu verzögerter Übelkeit oder verzögertem Erbrechen können nicht getroffen werden. Hier fehlen die entsprechende Untersuchungen.
Akupunktur und -pressur gelten allgemein als sicher. Das Risiko eines Pneumothorax liegt bei 1 zu 10.000 bis zu 1 zu 100.000 [53]. Bei sachgerechter Anwendung ist die Akupunktur risikoarm.
Nach einer explorativen Meta-Analyse von Lu [54] mit 11 chinesischen Studien minderer Qualität bei Chemotherapie-induzierte Leukopenie führte dieser eine randomisierte, Sham-kontrollierte Pilotstudie [55] durch. Es zeigte sich ein klinisch relevanter Trend in Bezug auf die Leukozytenzahl. Eingeschlossen waren lediglich 21 Patientinnen mit Ovarialkarzinom. Die Akupunktur wurde eine

Woche vor dem 2. Zyklus begonnen und 2 bis 3 × wöchentlich insgesamt 10 × durchgeführt. Es konnte gezeigt werden, dass die Leukozytenzahl teilweise signifikant besser war als in der Sham-Akupunktur-Gruppe und dass auch die Zahl der absoluten Neutrophilen besser war, wenn auch nicht signifikant, was mit der kleinen Zahl von Probanden erklärbar ist. Das reicht zwar noch lange nicht für eine Evidenz aus, rechtfertigt jedoch weitere Forschung, auch, weil die Gabe von Wachstumsfaktoren der Granulozytopoese sehr teuer ist.

Akupunktur und Fatigue: In einer Phase II Studie von Vickers [56] mit 31 Patienten konnte eine 31-prozentige Verbesserung der Fatigue nach Chemotherapie durch 1 oder 2 Mal wöchentliche Akupunktur erzielt werden. Eine dreiarmige Studie [57] aus 2007 von Molassiotis schließt 47 Patienten ein. Es wurde 6 × in zwei Wochen akupunktiert, eine andere Gruppe hat Akupressur gezeigt bekommen und selbstständig durchgeführt, und als Drittes wurde noch eine Scheinakupressur gezeigt und umgesetzt. In der Akupunkturgruppe konnte eine 36prozentige Besserung erzielt werden, in der Akupressurgruppe eine 19prozentige. Scheinakupressur hatte keinen Einfluss auf die Fatiguesymptomatik. Die Untersuchung diente als Grundlage für eine größere Studie. Molassiotis [58] publizierte diese Ende 2012 im Journal of Clinical Oncology. 302 ambulante Brustkrebspatientinnen nahmen teil. 75 Patientinen erhielten nach Randomisation die gängige Behandlung bei Fatigue in Form einer Informationsbroschüre. 227 Patientinnen wurden zusätzlich zu der gängigen Therapie 1 × wöchentlich für 6 Wochen akupunktiert (Ma 36, MP 6, Di 4). Von 246 Patientinnen lagen die Daten vollständig vor. Neben einer signifikanten Verbesserung der Fatigue in der Akupunkturgruppe, profitierten die Patientinnen auch in Bezug auf Angst, Depressivität und Lebensqualität. Auf Grund der jüngsten Publikation von Molassiotis empfiehlt die Arbeitsgemeinschaft Gynäkologische Onkologie Akupunktur bei Fatigue in der Leitlinie von 2013.

Zum Thema *Schlaflosigkeit* ist 2011 eine Studie [59] veröffentlicht worden. Es wurden 45 Brustkrebs-Patientinnen eingeschlossen, die einmal wöchentlich 12 Wochen lang mit Elektroakupunktur behandelt wurden oder zwei Jahre lang Hormontherapie erhielten. In beiden Gruppen gab es eine signifikante, ungefähr gleichwertige Verbesserung der Schlafparameter. Die Reduktion der Hitzewallungen war erwartungsgemäß stärker in der Hormongruppe. Die Schlafdauer hatte sich nach 12 Wochen in der Akupunkturgruppe verbessert, vorher lag sie bei 6,4, dann bei 7,3 Stunden. Der Effekt hielt bis zu 12 Monate an, dann sank die Schlafdauer wieder. Aber es gab auch andere Parameter wie „times woken up", hier konnte die Besserung über zwei Jahre erhalten werden.

Ca. 72 Prozent der Patientinnen, die mit Tamoxifen behandelt werden, leiden unter *Hitzewallungen* [60]. In einem Review zu Akupunktur gegen Hitzewallungen von Ernst und Lee [61] wurde die Evidenz bei mangelhafter Qualität der Studienlage als unzureichend bewertet. Seit Inzwischen wurden weitere Studien höherer Qualität publiziert. In einer randomisierten kontrollierten Studie von Walker, im JCO publiziert, wurde Akupunktur mit der Einnahme von Venlafaxin verglichen. In beiden Gruppen konnten die Hitzewallungen signifikant reduziert werden. In der Akupunktur Gruppe traten im Gegensatz zu der Venlafaxin Gruppe keine nennenswerten Nebenwirkungen auf [62].

Als weiterer positiver Aspekt nahm das Interesse an Sexualität bei 25 Prozent der Frauen in der Akupunkturgruppe zu. Die Sexualität ist unter antihormoneller Therapie stark beeinträchtigt, sodass hier Therapien zur Verbesserung der Beschwerdeproblematik dringend erforderlich sind. Akupunktur könnte hier einen Ansatz bieten.

In einer anderen Studie bei Hitzewallungen wurde Akupunktur gegen Scheinakupunktur getestet (zweimal wöchentliche Behandlungen für fünf Wochen und danach einmal wöchentlich für weitere fünf Wochen). Die Patientinnen in der Verumgruppe profitierten deutlich [63].

Ein Vergleich der verwendeten Akupunktur-Punkte beider Studien zeigt fünf Übereinstimmungen (Ni3, Le3, MP6, Gb20, Pc7). S. Bokmand [64] konnte die Ergebnisse von Walker und Hervik in einer prospektiven, doppel-blinden, randomisierten Studie untermauern. Akupunktur (31

Patientinnen) wurde gegen Scheinakupunktur (29 Patientinnen) und gegen keine Behandlung (34 Patientinnen) untersucht.
Die Patientinnen, die akupunktiert wurden, profitierten durch eine signifikante Besserung der Hitzewallungen und der Schlafstörung. Die Plasmaöstradiolspiegel stiegen durch Akupunkturbehandlungen nicht an.
2011 wurde ein Delphi-Konsens bezüglich Akupunktur zur Behandlung von Hitzewallungen erstellt, diese Akupunkturempfehlungen bezogen sich ausdrücklich nicht auf an Brustkrebs Erkrankte unter endokriner Therapie. Es ist wichtig, dass in der Onkologie zukünftig solche Consensus-Gespräche laufen. Einheitliche Therapieschemata sollten von Experten erstellt werden, um die Patientenversorgung zu optimieren, aber auch um die wissenschaftliche Forschung zu standardisieren und zu verbessern.
Zu *Gelenkschmerzen unter antihormoneller Therapie* gibt es die Studie von Crew [65], die auch im JCO publiziert wurde. Auch hier konnte eine Verbesserung der Schmerzsymptomatik gezeigt werden. Die Patientinnen, die mit Sham-Akupunktur behandelt wurden, profitierten kaum im Gegensatz zu den mit Akupunktur Behandelten. Auch in einer kleinen Machbarkeitsstudie an nur 12 Patientinnen mit Elektroakupunktur konnte eine Verbesserung der Gelenkschmerzen gezeigt werden. Gleichzeitig verbesserten sich noch Angst und Müdigkeit [66].
Zu *Depressionen* gibt es eine Metaanalyse von acht RCTs, keine der Studien bezieht sich auf an Mammakarzinom erkrankte Patientinnen. Die Depression nahm durch Akupunktur signifikant ab, die Remissionsrate verbesserte sich dabei nicht [67].
Zusammenfassend lässt sich sagen, dass die Evidenzlage eindeutig am besten ist für Akupunktur zur Behandlung von Chemotherapie-induziertem Erbrechen, hier finden wir eine 1a-Evidenz vor. Auch für die Therapie von Fatigue und Hitzewallungen durch Akupunktur können überzeugende Daten angeführt werden. Aufgrund des günstigen Risikoprofils kann die Akupunktur bei sachgerechter Anwendung als sicheres Verfahren eingestuft werden.

7.6 Das SenoExpert-System unter Einbeziehung der Naturheilkunde

Sherko Kümmel

Sherko Kümmel, gynäkologischer Onkologe und Leiter des Brustzentrums der Kliniken Essen-Mitte, über den Umgang mit der wissenschaftlichen Informationsflut.

Früher wurden Therapieentscheidungen so getroffen, dass die Histologiebefunde kamen, und der Oberarzt dann eine Verordnung darunter schrieb: sechsmal XY. Das verbesserte sich erheblich in der Ära der Tumorkonferenz, weil wir interdisziplinär zusammengesessen sind, noch nicht mit der Naturheilkunde, aber wenigstens schon mit Strahlentherapeuten, Pathologen und internistischen Onkologen. Dort konnten wir Dinge hinterfragen und gemeinsam versuchen, einen Konsens zu finden. Einen weiteren Fortschritt gab es, als Leitlinien und Therapieempfehlungen in immer kürzeren Zeitabständen von Expertenkommissionen erarbeitet und veröffentlicht wurden – z. B. die Therapieempfehlungen der Organkommission Mamma der AGO, die jährlich aktualisiert werden.
Wir wollten in unserem Brustzentrum Empfehlungen mit Fakten hinterlegen, und am liebsten für jede einzelne Patientin – aber daran arbeiten wir noch. Wir haben angefangen, die Daten für die Senologie aufzuarbeiten, für jeden einzelnen Fall, zu jeder Fragestellung zu prüfen, was wäre die beste Therapie – auch unter Einbeziehung des Wunsches der Patientinnen.

Das Wissen zum Thema Brustkrebs verdoppelt sich mittlerweile alle 2 Jahre. Es müssten mehr als 100 internationale Publikationen pro Monat gelesen werden, um die aktuellen Informationen und optimalen Behandlungsoptionen gewährleisten zu können. Alleine im Jahr 2010 wurden in Pubmed unter den Suchbegriffen „breast cancer" und „2010" 23.337 Publikationen verzeichnet. Das sind alles peer-reviewed-Publikationen. Das ist nicht mehr lesbar.
Wir haben allein im JCO monatlich rund 40 bis 50 Artikel zum Thema Brustkrebs. Was davon muss man alles lesen für eine verantwortliche Therapieberatung? Wenn man alle relevanten Themen von der Naturheilkunde bis hin zur Operation, bis hin zur Behandlung von Erbrechen, Übelkeit, bis hin zur Chemotherapie berücksichtigt, gibt es bis zu 100 Publikationen pro Monat.
Wir arbeiten zwar leitlinienkonform. Doch meiner Meinung nach repräsentieren Leitlinien das unterste gesicherte Wissen, das Wissen, was auf keinen Fall unterschritten werden darf. Denn sie spiegeln Studien wider, die wir vor zehn Jahren angefangen haben. Leitlinien sind also ein Mindestmaß dessen, was wir erfüllen müssen. Wir suchen also nach aktuelleren Daten, und zwar zu jeder Fragestellung – ob nun Operation, Naturheilkunde oder auch Chemotherapie.
Wir haben eine Oberarztstelle, deren Aufgabe es ist, den ganzen Tag Literatur zu prüfen und die dieses System mit zum Leben erweckt, das ist im klinischen Kontext sicher eine Luxussituation. Außerdem besteht unser Team aus Petra Voiß, der Ärztin für Naturheilverfahren, weiteren Gynäkologen, Mind-Body-Medizin-Therapeuten mit der Ökotrophologin Sabine Conrad, einer Psychoonkologin, Sozialpädagogen, Physiotherapeuten und Diplomsportlehrern sowie natürlich den speziell geschulten Pflegekräften. Wir behandeln unsere Patientinnen gemeinsam in enger Absprache und nicht im Rahmen einzelner Sprechstunden.
Anfangs haben wir die Daten in Power-Point-Slides zusammengefasst, aber wir brauchten für jede Patientin bis zu 150 Slides, um jede Fragestellung nach der aktuellen Literatur leitliniengerecht aufzuarbeiten. Die Datenflut hat nicht nur uns, sondern auch die Fachärzte überwältigt. Schließlich geht es nicht nur darum, dass wir kontrollieren und wissen, was wir tun, sondern es so transparent darstellen können, dass es auch außerhalb der Klinik nachvollziehbar und verständlich ist und weitergeführt werden kann. Denn wir können die Patientinnen nicht immer wieder in unseren hoch spezialisierten Zentren behandeln.
Also sind wir zu dem Datenbank-System SenoExpert gekommen. Die Ergebnisse der Recherchen und Daten werden den weiterbehandelnden ärztlichen

Kollegen auf zwei Seiten zusammengefasst bereitgestellt. Diese SenoExpert-Bögen beinhalten neben der Fallbeschreibung (Tumorbiologie, Nebendiagnosen inkl. Medikation und Allergien, ECOG, onkologische Familienanamnese) die bisher durchgeführten Therapien wissenschaftlich begründete individuelle Therapiekonzept für diese Patientin inkl. naturheilkundlicher Empfehlungen. Neben den Therapieempfehlungen werden auch die wichtigsten zu beachtenden Aspekte mit aufgeführt wie z. B. die Möglichkeit der Vermeidung von unschönen Nagelveränderungen durch Applikation von Kühlhandschuhen und – socken während der Gabe des Chemotherapeutikums Docetaxel, mögliche Medikamenten-interaktionen mit der antihormonellen Therapie und evtl. Ausweichoptionen oder auch die ergänzende Substitution von Vitamin D3 und Kalzium bei der osteoonkologischen Therapie z. B. mit Bisphosphonaten [68], [69], [70].
Was haben wir bereits gelernt aus dieser systematischen Aufarbeitung? Die größten potenziellen Fehlerquellen des konventionellen Vorgehens, haben wir festgestellt, liegen bei den Medikamenteninteraktionen, die wir adäquat analysieren müssen. Es gibt die individuelle Therapieempfehlung bis hin zu brennenden Fragen wie dem Einsatz von osteologischen Medikamenten.
In einigen Tumorkonferenzen werden bereits die Medikamente erfasst, die die Patientin neben den onkologischen Therapien einnimmt. Selbst wenn ich als Onkologe alle kennen würde, dann wüsste ich noch lange nicht, wie sie miteinander interagieren. Mit Tamoxifen interagieren 290

SenoExpert
Ein medizinisch ganzheitliches Konzept

BrustZentrum Essen

Gynäkologische Tumorkonferenz Brustzentrum Essen
Datum: 20.05.2011
Frau

Name	Geburtsdatum / Alter	Status	Klinik	Abteilung
NN, VN	04.04.1944 / 67	postmenopausal	KEM	SENO

Diagnose:	**Invasiv-lobuläres Mammakarzinom rechts oben außen (ED 12/10)** **pT2 (m)(3cm), pN0 (sn 0/6), G2, pL0, pV0, R0, M0** (Sicherheitsabstand >1cm zu den äußeren Resektionsrändern) **ER:** >80% = **positiv** **PR:** 70% = **positiv** **Her2neu:** 0 = **negativ** **Ki-67:** <10% = **geringe proliferative Aktivität**
Neben-diagnosen:	Koronare Eingefäßerkrankung (RIVA); Z.n. 2-facher Stenteinlage 08/09, 12/09 wegen Stenteintrittsstenose-Rezidiv; aktuell (09/10) erneut 50% Lumenreduktion prästent im RIVA; **unter ASS 100 (darf nicht abgesetzt werden!)** Arterielle Hypertonie Z.n. epileptischem Anfall 11/10, seitdem Valproat Z.n. Hysterektomie mit Adnektomie bds. ('93)
Bisherige Therapie:	28.12.10 Stanzbiopsie rechte Mamma 14.01.11 **BET re.**: Tumorlageadaptierte laterale Reduktion rechts nach Tastbefund, Clipmarkierung Tumorbett, glanduläre Verschiebe-lappenplastik, **ax. S-LNE re.** 04.02.11 Nachresektion rechte Mamma

Therapieempfehlungen:

- **neoadjuvant 4x EC** i.v. q3w → **12x Pac** i.v. q1w *(1, 2)*
  (Epirubicin$_{90}$+Cyclophosphamid$_{600}$ → Paclitaxel$_{80}$)
  - ♥-Echo vorher (EF 67%) + im Verlauf *(3)*
  - **Sono-Verlaufskontrollen nach jeweils 2 Zyklen** → Procedere je nach Ansprechen *(1)*
- anschließend **operative Sanierung** *(4)*
- Cave: **Medikamenteninteraktionen endokrine Therapie mit antidepressiver Medikation** beachten, ggf. Umstellung sinnvoll*(5)*

Abb. 7.2a Therapieempfehlung SenoExpert

Medikamente – dieses Wissen kann man nicht mehr lernen. Wir merken uns vielleicht zehn und versuchen, daran Therapiealgorhythmen zu entwickeln. Aber wir müssen das systematisch analysieren. Also greifen wir in SenoExpert die Medikamenteninteraktionen selektiv heraus und analysieren sie.

Eine weitere Fehlerquelle ist das familiäre Risiko. Wir haben dieses in der Vergangenheit bei etwa 15 Prozent der Fälle unterschätzt, denn nur bei bestimmten Tumorbiologien wie „Triple Negativ" wurde sofort darauf geachtet. Inzwischen haben wir das gesamte Team bis hin zu den Schwestern so geschult, dass schon in der präoperativen Fallkonferenz, die wir mit einem plastischen Chirurgen und dem Radiologen haben, die Frage nach der Familienanamnese gestellt wird. Dann kann der betreffenden Patientin eine humangenetische Beratung empfohlen werden. Das hat unter Umständen auch schon präoperativ weitreichende Konsequenzen – so befürworten z. B. bereits Patientinnen unter neoadjuvanter Chemotherapie eine Gentestung und entscheiden sich bei der anstehenden Tumoroperation eher für eine komplette Entfernung des Brustdrüsengewebes. Das hat nachfolgend entscheidende Vorteile, da häufig nicht nur die Bestrahlung an sich, sondern

SenoExpert
Ein medizinisch ganzheitliches Konzept

BRUSTZENTRUM ESSEN

Frau ; Geburtsdatum: 04.04.1944

✓ **Integrative Onkologie**

wissenschaftlich begründete naturheilkundliche Mitbehandlung durch unser

naturheilkundliches Team: - naturheilkundlich-internistische Ärzte
- Mind-Body-Therapeuten
(Ernährung, Lebensstil, Bewegung, Psyche)

→ z.B. bei Übelkeit/Erbrechen unter Chemotherapie *(6)*
bei Fatigue *(7)*
zu gesundheitsförderndem Lebensstil *(8)*, ...

→ **tel. Terminvereinbarung unter 0201 /**

Literatur:

(1) AGO: www.ago-online.de/_download/unprotected/g_mamma_11_1_0_d_04_neoadjuvant_primary_systemic_therapy.pdf
(2) modifiziert nach: Sparano JA et al., N Engl J Med. 2008; 358; 1663-71. (adj. AC → Pac)
(3) Bovelli D et al., Ann Oncol. 2010 May;21 Suppl 5:v277-82.
(4) AGO: www.ago-online.de/_download/unprotected/g_mamma_11_1_0_d_05_bc_surgery_oncologic_aspects.pdf
(5) Sideras K et al., J Clin Oncol (2010) 28:2768-2776.; www.drugs.com/drug_interactions.html
(6) Ezzo J et al., The Cochrane Library 2010, Issue 1.; www.cam-cancer.org
(7) Balk J et al. J Soc Integr Oncol. 2009 Winter;7(1):4-11.
(8) Pierce JP et al., J Clin Oncol 2007,25:2345-2351.

Für Ihre Notizen / Anmerkungen: **Fax: 0201 /**

Nach der Besprechung der Therapieempfehlung mit Ihrer Patientin erhalten Sie den komplettierenden **Arztbrief.**

Auf Anfrage übersenden wir Ihnen gerne

- die SenoExpert-Analyse der **besonderen Aspekte für Ihre Patientin**
  - → mit Slides zu den Studiendaten, inkl. **SABCS 2010, AGO 2011, St. Gallen 2011**
  - → inkl. Zusammenfassung möglicher **Medikamenteninteraktionen**.

Für eventuelle Rückfragen stehen wir Ihnen per Mail: senoexpert@kliniken-essen-mitte.de) zur Verfügung

PD Dr. med. S. Kümmel
Klinikdirektor Senologie
Kliniken Essen-Mitte

Abb. 7.2b Therapieempfehlung SenoExpert

auch das viel aufwändigere und mit höheren Komplikationen behaftete rekonstruktive Verfahren, das Gewebe nach einer Bestrahlung erfordert, vermieden werden können. Wir haben übrigens auch ein eigenes Tumorboard für metastasierte Patientinnen eingeführt, um diese noch gezielter und umfassender interdisziplinär beraten zu können

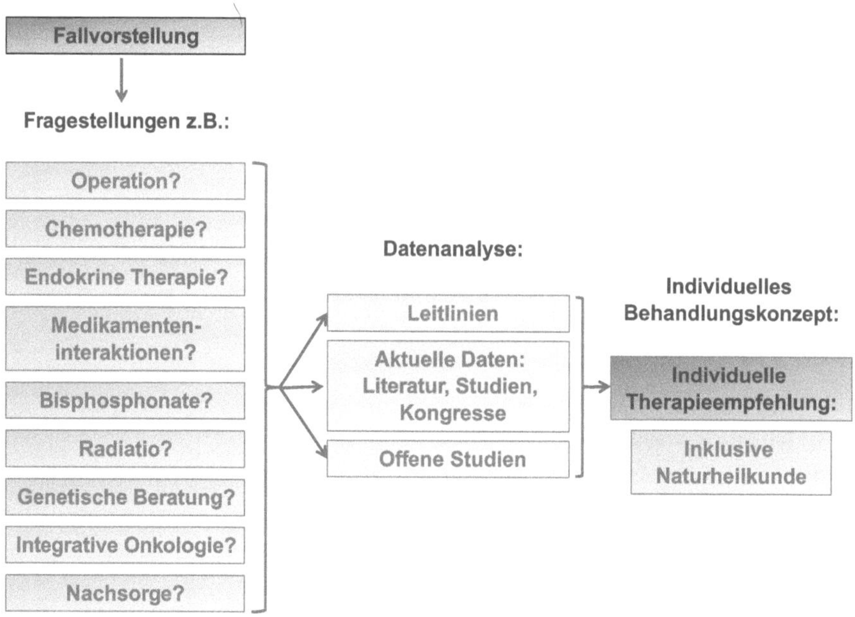

Abb. 7.3 Behandlungsplan Integrative Onkologie Essen

Wir glauben, dass SenoExpert unter Einbeziehung der Naturheilkunde die Therapien verbessern wird, die Lebensqualität auch, das sehen wir täglich. Ob es das Gesamtüberleben verbessern wird, das müssen wir erst noch beweisen.

7.7 Diskussion

SenoExpert

Peter Heusser:
Ich finde das ganz hervorragend. Aber wie setzt man das in der Praxis um? Wie ist das organisiert, wie wird das bezahlt?
Sherko Kümmel:
In Geld umgerechnet kostet das derzeit 750 Euro pro Patient. Das Team, das relativ groß ist, wird vom Krankenhausträger derzeit mitfinanziert als Modellprojekt.
Anna Paul:
Wir haben auf der Station zehn Ordnungstherapeuten und können einen Teil über die Station querfinanzieren. Dort ist das eine Kassenleistung als Komplexziffer.
Gustav Dobos:
Die Finanzierung wird eines der wichtigsten künftigen Themen sein. Die ambulante komplementärmedizinische Betreuung von Brustkrebspatientinnen wird momentan noch von der Klinik getragen, die Entwicklung von kassengetragenen Finanzierungsmodellen über eine Komplexziffer ist in Vorbereitung. Evaluation und Forschung werden über den Lehrstuhl finanziert. Anfangs (2004–2008) hatten wir von der Carstens Stiftung über vier Jahre eine halbe Stellen zum Aufbau

einer komplementärmedizinischen Sprechstunde für Brustkrebspatientinnen an der Universitätsfrauenklinik Duisburg-Essen zur Verfügung gestellt bekommen. Der Lehrstuhl für Naturheilkunde unterhält seit September 2011 in Zusammenarbeit mit der Deutschen Gesellschaft für Naturheilkunde ein durch die Rut-u. Klaus-Bahlsen-Stiftung gefördertes Leitlinienbüro und plant in nächsten Jahren, die systematische Entwicklung von Leitlinien zur begleitenden komplementären Therapie onkologischer Erkrankungen zu einem seiner Schwerpunkte zu machen.
Sherko Kümmel:
Wir glauben, dass wir im Frühjahr 2012 in der Lage sein werden, die Daten für jede Patientin aufzuarbeiten, die IT-Kollegen arbeiten bereits an automatisierten Lösungen dafür. Vermutlich können wir die Daten dann aber nur Zentren zur Verfügung stellen, die sehr gute senologische Kompetenz haben, denn die Plausibilitätskontrolle können wir nicht mehr leisten. Das muss nochmals in einer Tumorkonferenz geschehen. SenoExpert wird nie ein autarkes System werden.
Markus Horneber:
Hier könnten Synergieeffekte genutzt werden. Wir haben in Nürnberg im Auftrag der Deutschen Krebshilfe einen ärztlichen Expertenberatungsdienst zur Komplementärmedizin für Patientinnen, Angehörige und Fachleute aufgebaut. Diese Beratung wird durch eine systematisch recherchierte, umfangreiche Literaturdatenbank unterstützt und arbeitet mit dem EU-Projekt CAM-Cancer und der Cochrane Collaboration eng zusammen. Diese Erfahrungen und etablierten Strukturen könnten auch bei der Entwicklung eines Curriculums genutzt werden.

Naturheilkundliche Tagesklinik

Felix J. Saha:
Wir Ärzte können sehr viel von den Ordnungstherapeuten lernen. Es gibt vieles, was man mit der Medizin überhaupt nicht behandeln kann – Spiritualität, eine andere Form der Ich-Identifikation zu entwickeln. Das ist dem durchschnittlichen Arzt fremd. Es ist für mich immer wieder beeindruckend zu sehen, wieviel sich auch in elf Wochen schon verändern kann.
Ulla Franken:
Hier wird sehr viel über körpernahe Ursachen gesprochen. Ich habe in der Tagesklinik sehr oft mit körperfernen Ursachen zu tun: Wie sind Menschen im Kontakt mit sich? Wie ist ihr soziales Netz? Das sind Faktoren, die unbedingt berücksichtigt werden müssen. Denn ich erlebe, dass Menschen ihre Therapien sehr konsequent anwenden und trotzdem an ihre Grenzen stoßen, weil sie nicht in der Lage sind, in ihrem Umfeld für ihre Bedürfnisse zu sorgen, gut zu kommunizieren, sich durchzusetzen am Arbeitsplatz. Mit MBSR kann man schon ziemlich viel erreichen, aber es gibt einen großen Bereich, wo weitere Unterstützung nötig ist, wo wir noch schulen müssen.

Literatur

[1] Dusek JA, Benson H: Mind-body medicine: a model of the comparative Clinical Impact of the acute stress and relaxation responses. Minn Med 2009; 92 (5): 564–570
[2] Paul A, Altner N: Grundlagen der Mind-Body Medizin. In: Dobos G, Paul A: Mind-Body Medizin – Die modern Ordnungstherapie in Theorie und Praxis. München: Elsevier; 2011
[3] Sellick SM, Edwardson AD: Screening new cancer patients for psychological distress using the hospital anxiety and despression scale. Psychooncology 2007; 16: 534–542
[4] Dimeo FC, Thiel E: Körperliche Aktivität und Sport bei Krebspatienten. Onkologe 2008; 1: 31–37

[5] Herring MP, O'Connor PJ, Dishman RK: The Effect of Exercise Training on Anxiety Symptoms Among Patients. A Systematic Review. Arch Intern Med 2010; 170 (4): 321–331
[6] Cramer H, Lange S, Klose P, Paul A, Dobos G. Can yoga improve fatigue in breast cancer patients? A systematic review. Acta Oncol. 2012;51: 559–560.
[7] Spahn G , Lehmann N, Franken U, Paul A, Langhorst J, Michalsen A, Dobos GJ: Improvement of fatigue and role function of cancer patients after an outpatient integrative mind/body intervention. FACT 2003, 8, 540
[8] Bicego D, Brown K: Effects of Exercise on Quality of Life in Women Living with Breast Cancer: A Systematic Review. Breast J 2008; 15 (1): 45–51
[9] Baumann FT, Bloch W: Evaluierte Trainingsinterventionen während und nach Tumortherapie – eine Review-Analyse. Deutsche Zeitschrift für Sportmedizin. 2010; 61(1): 6–10
[10] Cramp F, Daniel J. Exercise for the management of cancer-related fatigue in adults. Cochrane Database Sys Rev 2008; (2): CD006145
[11] Markes M, Brockow T, Resch KL: Exercise for women receiving adjuvant therapy for breast cancer. Cochrane Database Syst Rev 2006; (4): CD005001
[12] McNeely ML, Campbell KL, Rowe BH, Klassen TP, Mackey JR, Courneya KS: Effects of exercise on breast cancer patients and survivors: a systematic review and meta-analysis. CMAJ 2006; 175 (1): 34–41
[13] Matchim Y, Armer JM, Stewart BR: Mindfulness-Based Stress Reduction Among Breast Cancer Survivors: A Literature Review and Discussion. Oncology Nurs Forum 2011; 38 (2): 61–71
[14] Ott MJ, Norris RL, Bauer-Wu SM: Mindfulness meditation for oncology patients: a discussion and critical review. Integr Cancer Ther 2006; 5 (2): 98–108
[15] Shennan C, Payne S, Fenlon D: What is the evidence for the use of mindfulness-based interventions in cancer care? A review. Psychooncology 2010; [Epub ahead of print]
[16] Musial F, Büssing A. Heusser P, Choi KE, Ostermann T.: Mindfulness-Based Stress Reduction for Integrative Cancer Care – a Summary of Evidence. Forsch Komplementmed 2011;18: (DOI:10.1159/000330714)
[17] Lin KY, Hu YT, Chang KJ, Lin HF, Tsauo JY: Effects of yoga on psychological health, quality of life, and physical health of patients with cancer: a meta-analysis. Evid Based Complement Alternat Med 2011: 659876. [Epub 2011 Mar 9]
[18] Raghavendra RM et al: Effects of a yoga program on cortisol rhythm and mood states in early breast cancer patients undergoing adjuvant radiotherapy: a randomized controlled trial. Integrative Cancer Therapies 2009; 8 (1): 37–46
[19] Smith KB, Pukall C: An evidence-based review of yoga as a complemantary intervention for patients with cancer. Psychooncology 2009; 18: 465–475
[20] Stewart DE, Cheung AM, Duff S et al: Attributions of cause and recurrence in long-term breast cancer survivors. Psychooncology 2001
[21] Pithan C, Conrad S, Bosmann S: Lebensstilbereich Ernährung. In: Dobos G, Paul A: Mind-Body-Medizin. Die moderne Ordnungstherapie in Theorie und Praxis. München; Elsevier 2011
[22] Ernährungsberichte DGE 2004; 2008; NVZ II 2008; European Nutrition and Health Report 2009: www.univie.ac.at/enhr/index.htm
[23] Arends J, Zürcher G, Fietkau R, Aulbert E, Frick B, Holm M, Kneba M, Mestrom H J, Zander A: DGEM-Leitlinie Enterale Ernährung: Onkologie. Aktuel Ernaehr Med 2003; 28. Supplement 1: S61–S68
[24] Pirlich M et al: The German Hospital Malnutrition Study. Clinical Nutrition Volume 25, Issue 4, August 2006, Pages 563–572
[25] Zürcher G, Gola U, Biesalski H: Fortbildung Supportivtherapie. Ernährungsstrategien beim Tumorpatienten. Im Focus Onkologie 12/2006. www.oncosupport.de
[26] Kondrup J et al: Malnutrition Universal Screening Tool. Clinical Nutrition 2003; 22: 415–421. (www.bapen.org.uk/must_tool.html)
[27] Arends J et al : ESPEN Guidelines on Enteral Nutrition: Non-surgical oncology. Clinical Nutrition (2006) 25, 245–259
[28] Bozzetti F, Arends J, Lundholm K, Micklewright A, Zürcher G, Muscaritoli M : ESPEN Guidelines on Parenteral Nutrition: Non-surgical oncology. Clinical Nutrition 28 (2009) 445–454
[29] Caro M, Layiano A, Pichard C: Nutritional intervention and quality of life in adult oncology patients. Clin Nutr. 2007 Jun;26(3):289–301. Epub 2007 Mar 21

[30] Robien K, Demark-Wahnefried W: Evidence-Based Nutrition Guidelines for Cancer Survivors: Current Guidelines, Knowledge Gaps, and Future Research Directions. Journal of the American Dietetic Association. März 2011

[31] Steinberg P: Resveratrol-Oligomere: Eine neue Klasse von krebspräventiven Naturstoffen? Ernährungs-Umschau 7/2011

[32] www.wcrf.org/cancer_research/expert_report/index.php Zugriff am 15.9.2011

[33] Deng GE et al.: Evidence-Based Clinical Practice Guidelines for Integrative Oncology: Complementary Therapie and Botanicals. Journal of the Society for Integrative Oncology Vol 7, No 3 (Summer), 2009: pp 85–120

[34] Rock Ch L et al: Nutrition and Physical Activity Guidelines for Cancer Survivors. CA Cancer J Clin 2012;62: 242–274

[35] Watzl B, Leitzmann C: Bioaktive Substanzen in Lebensmitteln. Hippokrates Stuttgart 2005

[36] Dong JY et al: Dietary fiber intake and risk of breast cancer: a meta-analysis of prospective cohort studies J Clin Nutr 2011

[37] Ogunleye AA et al: Green tea consumption and breast cancer risk or recurrence: a meta-analysis. Breast Cancer Res Treat (2010)

[38] Aggarwal BB, Van Kuiken ME, Iyer LH et al: Molecular targets of nutraceuticals derived from dietary spices: potential role in suppression of inflammation and tumorigenesis. Exp Biol Med 2009; 234: 825–849

[39] Beauchamp Gary K et al: Ibuprofen-like activity in extra-virgin olive oil. Nature Vol 437/1. September 2005

[40] Buck K, Zaineddin AK, Vrieling A, Linseisen J, Chang-Claude J: Meta-analyses of lignans and enterolignans in relation to breast cancer risk. Am J Clin Nutr. 2010 Jul;92(1):141–53. Epub 2010 May 12

[41] Nechuta S J, Caan B J, Chen W Y, Pierce J P, Shu X O et al: Soy food intake after diagnosis of breast cancer and survival: an in-depth analysis of combined evidence from cohort studies of US and Chinese women. Am J Clin Nutr 2012: 96: 123–32

[42] Zaineddin A K, Heinz J, Flesch-Janys D, Linseisen J, Chang-Claude J: The Association Beween Dietary Lignans, Phytoestrogen-Rich Foods, and Fiber Intake and Postmenopausal Breast Cancer Risk: A German Case-Control Study. Nutrition and Cancer, 64(5), 652–66

[43] von Koerber K, Männle M, Leitzmann C: Vollwert-Ernährung: Konzeption einer zeitgemäßen und nachhaltigen Ernährung. Haug-Verlag (kartonierte Sonderausgabe) 2006

[44] www.wcrf.org/cancer_research/expert_report/index.php

[45] Dong JY, He K, Wang P et al: Dietary fiber intake and risk of breast cancer: a meta-analysis of prospective cohort studies. Am J Clin Nutr 2011; 94(3): 900–905

[46] Chao LF et al: The efficacy of acupoint stimulation for the management of therapy-related adverse events in patients with breast cancer:a systematic review. BreastCancer Res Treat (2009) 118: 255–267

[47] Streitberger K, Ezzo J, Schneider A: Acupuncture for nausea and vomiting: an update of clinical and experimental studies. Autonomic Neuroscience: Basic and clinical 129 (2006) 107–117

[48] Collins K, Thomas D: Acupuncture and Acupressure for the Management of Chemotherapy-Induced Nausea and Vomiting. JOURNAL OF THE AMERICAN ACADEMY OF NURSE PRACTITIONERS 2004, VOLUME 16, ISSUE 2

[49] Fønnebø V et al: Acupuncture and acupressure in the treatment of chemotherapy-associated nausea and vomiting. www.cam-cancer.org, Updated May 21, 2009

[50] Ernst E, Lee MS:Acupuncture for palliative and supportive cancer care: a systematic review of systematic reviews.J Pain Symptom Manage. 2010 Jul;40(1):e3–5

[51] Streitberger K, Ezzo J, Schneider A: Acupuncture for nausea and vomiting: an update of clinical and experimental studies. Autonomic Neuroscience: Basic and clinical 129 (2006) 107–117

[52] Ezzo J, Richardson MA, Vickers A, Allen C, Dibble S, Issell BF, Lao L, Pearl M, Ramirez G, Roscoe JA, Shen J, Shivnan JC, Streitberger K, Treish I, Zhang G: Acupuncture-point stimulation for chemotherapy-induced nausea or vomiting (Review). The Cochrane Library 2010, Issue 1

[53] Ernst E, Lee MS:Acupuncture for palliative and supportive cancer care: a systematic review of systematic reviews.. J Pain Symptom Manage. 2010 Jul;40(1):e3–5.

[54] Lu W et al: Acupuncture for chemotherapy-induced neutropenia in patients with gynecologic malignancies: a pilot randomized, sham-controlled clinical trial. J Altern Complement Med. 2009 Jul;15 (7):745–53

[55] Lu W et al: Acupuncture for chemotherapy-induced neutropenia in patients with gynecologic malignancies: a pilot randomized, sham-controlled clinical trial. J Altern Complement Med. 2009 Jul;15(7):745–53.
[56] Vickers AJ et al: Acupuncture for postchemotherapy fatigue: a phase II study. J ClinOncol 2004;22(9):1,731–35
[57] Molassiotis A et al:The management of cancer related fatigue after chemotherapy with acupuncture and acupressure: A randomized controlled trial.Complement TherMed. 2007 Dec;15(4):228–37. Epub 2006 Nov 13
[58] Molassiotis et al: Acupuncture for Cancer-Related Fatigue in Patients With Breast Cancer: A pragmatic Randomized Controlled Trial. J Clin Oncol published Ahead of Print on 2012 October 29.
[59] Frisk J et al: Acupuncture improves health-related quality-of-life (HRQoL) and sleep in women with breast cancerand hot flushes.Support Care Cancer, published online 6. April 2011
[60] Carpenter JS, Andrykowski MA, Cordova M, et al: Hot flashes in postmenopausalwomen treated for breast carcinoma: Prevalence, severity, correlates, management, and relation to quality of life. 1998 Cancer 82: 1,682–1,691
[61] Ernst E, Lee MS:Acupuncture for palliative and supportive cancer care: a systematic review of systematic reviews.. J Pain Symptom Manage. 2010 Jul;40(1):e3–5
[62] Walker EM et al: Acupuncture Versus Venlafaxine for the Management ofVasomotor Symptoms in Patients With Hormone Receptor-Positive Breast Cancer: A Randomized Controlled Trial. J ClinOncol (2009) 28: 634–640
[63] Hervik 219Hervik J et al: Acupuncture for the treatment of hot flashes in breast cancer patients, a randomized, controlled trial. BreastCancer Res Treat (2009) 116: 311–316
[64] Bokmand S et al: Acupuncture relieves menopausal discomfort in breast cancer patients: A prospective, double blinded, randomized study. Breast 2012 Aug 17.
[65] Crew KD, Capodice JL, Greenlee H, et al: Randomized, blinded, sham-controlled trial of acupuncture for the management of aromatase inhibitor-associated joint symptoms in women with early-stage breast cancer.J ClinOncol. 2010 Mar 1;28(7):1,154–60
[66] Mao JJ et al.: Feasibility Trial of Electroacupuncture for Aromatase Inhibitor_Related Arthralgia in Breast Cancer Survivors. Integr Cancer Ther 2009; 8; 123
[67] Wang H et al: Is acupuncture beneficial in depression: a meta-analysis of 8 randomized controlled trials? Journal of Affective Disorders (2008) 111: 125–134
[68] Scotté F et al: J Clin Oncol. 2005;23: 4.424–29.; Scotté F et al., Cancer 2008;1: 112(7):1,625–31
[69] Sideras K et al: J Clin Oncol (2010) 28: 2,768–2,776
[70] Peterlik M et al: Anticancer Res. 2009 Sep;29(9):3,687–98

8 Der onkologische Blick: Kommentare zum Tag

Anton Scharl

Anton Scharl, Direktor der Frauenklinik am Klinikum St. Marien in Amberg, Lehrkrankenhaus der Universität Regensburg und der Friedrich-Alexander-Universität Nürnberg-Erlangen, und Leiter der Kommission Mamma der Arbeitsgemeinschaft Gynäkologischer Onkologen (AGO), vertritt die konventionelle Onkologie.

Ich finde beeindruckend, wie auf dieser Consensus-Konferenz das Verständnis füreinander gewachsen ist. Wir haben miteinander gesprochen statt übereinander und haben Verständnis für Bereiche gefunden, zu denen wir bisher vielleicht keinen Zugang hatten.

Vor 30 Jahren hatten wir einen Hausarzt, der von allem etwas wusste. Dann bekamen wir für alles Spezialisten, die aber nicht mehr miteinander sprachen. Jetzt versuchen wir, diese Spezialkenntnisse wieder zusammen zu bringen: einen „Arzt" in der Person verschiedener Menschen. Dazu brauchen wir eine gut kooperierende Gruppe von Spezialisten, die einen Strauß von Möglichkeiten vorhalten, sodass für jede Patientin etwas dabei sein sollte.

Das geplante Curriculum zur Fortbildung in der Integrativen Onkologie muss erreichen, dass die Ärzte dem einzelnen Patienten besser gerecht werden können. Denn wir sehen täglich, dass das eben nicht der Fall ist, sonst würde sich der Patient nicht Anderes suchen, abseits der konventionellen Medizin oder Schulmedizin. Aber wir Schulmediziner werden auch den Therapeuten aus dem paramedizinischen Bereich nicht gerecht. Wir übersehen unzureichend, welche Hilfe der Patient z. B. von Psychoonkologie, Mind Body Medizin, Naturheilkunde oder Sport bei der Bewältigung seiner Erkrankung und Rückkehr in ein „gesundes Leben" erfahren kann. Aufgabe des Curriculums muss deshalb vor allem sein, das Verständnis zu fördern. Es muss den Blick der naturwissenschaftlichen Medizin vom Organ weglösen und stattdessen hin zu der Frau führen, der das Organ gehört.

Dabei muss es um mehr gehen als nur den Onkologen. Ich denke an den Psychoonkologen, ich denke an die Onkoschwester, an den Physiotherapeuten, kurz, an alle, die Kontakt mit dem Patienten haben. Wir müssen also vermitteln, wie wir entsprechende Teams aufbauen.

Dafür ist vor allem Information darüber nötig, was möglich ist. Der Einzelne wird nicht alles selbst machen können. Er kann in so einer Fortbildung z. B. nicht zum TCM-Mediziner werden. Aber zu wissen, was dieser macht und was er leisten kann, ist wertvolle Information. Dazu fehlt uns dann

Integrative Onkologie. http://dx.doi.org/10.1016/B978-3-437-31628-9.00008-0

aber auch noch ein ständig aktualisiertes Informationssystem. Wo kann ich nachschauen, wenn eine Patientin mit einer Frage kommt, die ich nicht beantworten kann?
Wir sollten auch vermitteln, wie wir ein ansprechendes und ausreichendes Angebot aufbauen können. Nicht jeder wird alles haben können und es wird notwendig sein, zu suchen und zu finden, was vor Ort bereits vorhanden ist. Ich kann zum Beispiel nicht einfach eine Sportgruppe gründen, sondern muss mir einen Sportverein vor Ort suchen, der mich darin unterstützt. Ein webbasiertes Netzwerk könnte Teil einer Lösung sein.
Erlauben Sie mir einen kritischen Kommentar zur Diskussion über eine Leitlinie in der Integrativen Onkologie: Ich bin an einigen Leitlinienentwicklungen beteiligt und desillusioniert. Bei vielem was good clinical practice ist, haben wir schon Probleme, ausreichende Evidenz zu finden und zu bewerten – z. B. die Erfahrungen mit Akupunktur beim Lungenkrebs auf den Brustkrebs zu transferieren. Deshalb ist schon die Frage berechtigt, ob man den riesigen Aufwand für eine Leitlinie wirklich rechtfertigen kann, ob man diese Energie nicht eher in solche Curricula steckt. Es muss ja auch nicht unbedingt eine S 3-Leitlinie sein. Das Beispiel der AGO zeigt, dass man viel für die evidenz-basierte-Medizin erreichen kann, ohne wirklich einen S3-Auftrag zu haben.

8.1 Diskussion

Integration

Thomas Breitkreuz:
Bei vielen salutogenen Therapieformen haben wir eher unspezifische Effekte – dass sich viel zu bewegen bei Brustkrebs etwas bringt, ist ja wirklich gut untersucht. Aber wie versetze ich die Patientin in die Lage dazu? Hier kommt der integrative Aspekt ins Spiel: Wie kommen die Dinge zusammen? Versorgungsforschung ist im Moment das Beste, was wir als Praktiker in den Institutionen, in denen wir arbeiten, tun können. Wir schließen gerade eine aufwändige Studie mit Pankreaspatienten ab, die einen deutlichen Überlebensvorteil zeigt. Der Effekt ist aber viel schwächer als in klinischen Settings, wo Patienten mit einer bestimmten Haltung sind, bei denen verschiedene Therapien ineinander greifen bis dahin, dass jeder Patient in einer Teamsitzung besprochen worden ist, wo Heileurythmie-Therapeut, Kunsttherapeut, Arzt und Schwester miteinander diskutieren. Das muss man analysieren: Welchen Anteil hat das gesamte Setting? Welchen Anteil haben einzelne Module?
Anton Scharl:
Wir müssen uns Gedanken machen, was der Patient von uns erwartet und wieso er von uns wegläuft, von den konventionellen Medizinern. Es ist zwar wichtig, auf wissenschaftlicher Basis zu diskutieren, weil wir unsere Tätigkeit bewerten müssen. Aber die Frage ist, ob diese wissenschaftliche Sichtweise immer die ist, die für die Patienten wichtig ist. Was heute vielen Patienten in der Medizin offensichtlich fehlt, ist das Geheimnisvolle, das Schamanentum. Die Patienten wollen ja offensichtlich auch etwas, das sie nicht verstehen, das sich der wissenschaftlichen Erklärung entzieht. Denken wir z. B. an die breite Akzeptanz der Homöopathie. Wenn wir anfangen, alles was wir tun zu begründen, dann geht vielleicht auch der Komplementärmedizin der Zauber verloren. Wir können in der konventionellen Medizin wunderbar begründen, dass wir 30 Prozent mehr Überlebende haben, wenn wir eine bestimmte Therapie anwenden. Aber die Patienten sind damit nicht zufrieden.
Deshalb müssen wir uns zwei Dinge überlegen: Erstens: Wie bringe ich die Ärzte dazu, mit dem Patienten aus dieser wissenschaftlichen Haltung, in der wir professionell miteinander sprechen, herauszugehen und vielleicht eine auch emotionale Seite einzunehmen? Also nicht nur nüchterne Zah-

len zu bringen, sondern auf das, was der Patient wirklich will. In einem Curriculum müssen wir das beibringen – im Gespräch mit dem Patienten von der rein wissenschaftlichen Rationalität auf eine eher emotionale, empathische Ebene zu wechseln, ohne unser rationales Handeln aufzugeben.
Zweitens: Wir müssen uns bei den begrenzten Mitteln, die wir für Forschung haben, überlegen, was uns eigentlich wichtig ist. Wenn ich höre „Einfluss der Kunsttherapie auf die Überlebensrate" – dann ist das schön und gut, aber ist es nicht erst mal wichtig, die Lebensqualität zu steigern? Von der Chemotherapie erwarte ich mir keine Verbesserung der Lebensqualität, sondern der Lebenserwartung. Bei der Kunsttherapie erwarte ich mir eine Verbesserung der Lebensqualität. Wenn das erfüllt wird, dann reicht das als Rechtfertigung. Man sollte sich nicht zu hohe Ziele stecken, sondern bei solchen Ansätzen die Lebensqualität in den Mittelpunkt stellen.

Barbara Kirschbaum:
Herr Scharl fragt, warum laufen die Patienten der Onkologie weg? Meine Patientinnen haben Angst vor der Chemotherapie, vor den Nebenwirkungen. Da bringt es nichts, ein nettes Gespräch mit den Patienten zu führen, sondern da geht es wirklich darum, Therapien zu finden, die effektiv diese Nebenwirkungen lindern. Die Integrativen Therapieverfahren sind keine Wellnessmedizin und wir müssen nachweisen, dass sie Wirkung haben.

Anton Scharl:
Ich war vielleicht zu ungenau. Für mich ist eine starke Motivation, mich um komplementäre Verfahren zu kümmern, der Wunsch, die Patienten zu schützen. Sie sollen nicht auf unseriöse Angebote hereinfallen. Ich respektiere den Wunsch der Patienten, auch selbst etwas tun zu wollen und möchte ihnen gerne ein Angebot machen.

Barbara Kirschbaum:
Nehmen Sie eine vielleicht 30jährige junge Frau, die noch nie krank war, sich fit fühlt, ein triplenegatives Mammakarzinom hat. Sie wird operiert, bekommt die Chemotherapie und die Bestrahlung. Danach ist sie völlig verändert. Sie ist müde, sie hat Polyneuropathie, sie ist depressiv – von einer schönen jungen Frau verwandelt sie sich in sechs Monaten in eine Person, die deutlich gealtert und geschwächt ist. Das ist der Preis den wir für ein längeres Überleben durch Chemotherapie zahlen. Davor haben die Patientinnen Angst. Es muss darum gehen, diese Folgen zu verändern.

Thomas Breitkreuz:
Schön wäre, für Patientengruppen und nicht einfach nur für „das Mammakarzinom" Therapiesettings zu schaffen, die tatsächlich best practice in der Senologie mit mit best practice im Hinbick auf die begleitenden komplementärmedizinischen Verfahren verbindet. Im Krebszentrum St. Gallen sind wir zu klareren Subgruppen mit prognostischen Impacts einzelner Behandlungen gekommen.

Curriculum

Peter Heusser:
Die Schweizer Krebsliga, aber auch andere Wissenschaftler arbeiten die Evidenz so auf, dass man diese Informationen schriftlich Ärzten übergeben kann. Ein Curriculum sollte auf mündlichen Referaten aufbauen, diese aber durch schriftliche Materialien untermauern, sodass man eine Ökonomisierung hat, um wirklich abzudecken, was für die Bevölkerung relevant ist.

Rainer Stange:
Geht es darum, hinterher Patienten selbst behandeln zu können oder geht es um Information und Verständnis? Man müsste festhalten, welcher Kernbereich dazu geeignet ist, ihn selbst umzusetzen, und welche Bereiche delegiert werden müssen.

Arndt Büssing:
Bei allen Therapien sollte man betonen, dass es darum geht, Selbstwirksamkeit zu erreichen, die auf psychologischer Ebene auf den Körper wirkt, auf die Physiologie. Wenn man z. B. Yoga und andere bewegte Formen mit hineinnimmt, machen die Patienten die Erfahrung, dass sie etwas können. Das ist ein sehr ermutigender Schritt.
Anton Scharl:
Wir werden nicht in der Lage sein, mit einem solchen Curriculum den Komplementärmediziner auszubilden, der alles beherrscht. Die Onkologen können nicht nebenbei noch Qigong machen. Aber die Teilnehmer müssen erfahren, was die Patienten wollen, was es in Deutschland gibt und was sinnvoll ist. Das muss nicht immer identisch sein. Es muss praktisch umsetzbar sein.
Matthias Rostock:
Wer ist denn die Zielgruppe? Sind es Onkologen, Allgemeinmediziner, die Berater aus den Krebsberatungsstellen?
Markus Horneber:
Die Deutsche Krebshilfe hat in einem Förderschwerpunkt zur Komplementärmedizin auch Fortbildungsmaßnahmen für Ärzte ausgeschrieben. Da sollte man kooperieren.
Gary Deng:
Onkologen können sicher nicht einfach die Komplementärmedizin lernen, aber es wäre sicher hilfreich, wenn sie die Grundlagen kennten. Am Sloan Kettering haben wir ein webbasiertes Training, das ungefähr 10 Stunden dauert und die Basics der Integrativen Medizin umfasst. Bei unserem letzten Treffen der Society of Integrative Oncology haben wir außerdem vier Stunden dafür verwendet zu erklären, was Integrative Onkologie ist.

9 Der komplementärmedizinische Blick: Kommentare zum Tag

Sigrid Heinze

Sigrid Heinze, Geschäftsführerin der Hufelandgesellschaft – Dachverband der Ärztegesellschaften für Naturheilkunde und Komplementärmedizin – sowie Expertin für die Entwicklung von Aus-, Fort- und Weiterbildungen zur Komplementärmedizin, erarbeitet die Struktur eines Curriculums für Integrative Onkologie.

Über das Ergebnis dieses Tages bin ich absolut begeistert. Das ist der Beginn einer neuen Gesprächskultur zwischen den VertreterInnen unterschiedlicher medizinischer Richtungen. Dies ist gerade für dieses Vorhaben außerordentlich wichtig, da ein gemeinsam entwickeltes Curriculum die Chance für eine breite Umsetzung bietet. Dies ist auch deshalb notwendig, weil wir nicht in erster Linie die Schulung von komplementärmedizinisch arbeitenden Ärzten im Blick haben, sondern gerade diejenigen erreichen wollen, die über komplementärmedizinische Verfahren oder Arzneimittel noch nichts bzw. nur wenig wissen.

Es gibt nun verschiedene Formate, die für die Vermittlung dieser Inhalte in Frage kommen. Eine Möglichkeit ist eine Fortbildung, die von einem Anbieter zertifiziert ist und die keine Anerkennung seitens der Ärztekammern anstrebt. Damit würde sie auch keinen Richtlinien der Bundesärztekammer unterliegen. Eine Bepunktung der Kurse seitens der Kammern wäre trotzdem gegeben. Die andere Möglichkeit ist, eine Weiterbildung mit dem Ziel einer Zusatzbezeichnung anzustreben. Das ist ein schwieriger und langer Weg, da er über viele Instanzen geht. Ich habe dazu bei der Bundesärztekammer informell angefragt. Es kam sofort Widerstand, und es wurde die Befürchtung formuliert, dass damit versucht werden könnte, einen „Schmalspur"-Facharzt für Onkologie zu schaffen.

Im derzeitigen Stadium ist unser Anspruch, zu definieren was vermittelt werden sollte.

Inhaltlich geht es einerseits darum, Verfahren zu benennen, für die es eine gute ExpertInnenexpertise oder Studien gibt. Es muss aber auch Wissen über Verfahren vermittelt werden, die keine solche Grundlage haben und zu denen es noch keine gute Evidenz gibt. Die PatientInnen informieren sich über viele Wege und kommen oft mit eigenen Vorstellungen in die Behandlung. Häufig sprechen sie noch nicht einmal darüber, was sie zusätzlich noch einnehmen oder tun. Wenn die ÄrztInnen dann nicht informiert sind und über Vorteile bzw. Nachteile von Verfahren nicht beraten können suchen sich die PatientInnen Alternativen. Dann entstehen diese Parallelwelten, und die Patienten gehen zum Heilpraktiker oder zu Heilern und dies, ohne die behandelnden ÄrztInnen zu informieren. Deshalb ist es von großer Bedeutung, eine Basis zu haben, auf der sich die PatientInnen als GesprächspartnerInnen ernst genommen fühlen und auf ihre Fragen auch Antworten statt pauschaler Ablehnung bekommen.

Ein Weg zur Strukturierung der Inhalte ist sicher, indikationsorieniert vorzugehen und sich den entsprechenden onkologischen Verfahren anzunähern, indem man jeweils fragt, wie diese komplementärmedizinisch begleitet werden können. Welche Verfahren sind durch Studien belegt anwendbar? Welche Möglichkeiten bieten sich für den jeweiligen Fall bzw. die jeweilige Situation?

Integrative Onkologie. http://dx.doi.org/10.1016/B978-3-437-31628-9.00009-2

Für das Curriculum sehe ich auch die Notwendigkeit, die Rolle der ÄrztInnen selbst zu reflektieren, was von vielen Seiten heute immer wieder thematisiert wurde. Dazu gehört außerdem ein Lernfeld zum Thema „Entwicklung eines multiprofessionellen Teams", da die Umsetzung Integrativer Onkologie nur in dieser Form erfolgreich möglich ist.

10 Zusammenfassung und Ausblick

Gustav Dobos

Gustav Dobos, Initiator des Consensus-Workshops und Professor für Naturheilkunde und Integrative Medizin an der Universität Duisburg-Essen, bewertet die Ergebnisse des Consensus-Gesprächs positiv.

Der Respekt füreinander ist ein wichtiger Punkt. Als wir vor bald 15 Jahren in Essen anfingen, haben es viele nicht für möglich gehalten, überhaupt eine wissenschaftlich fundierte Form der Komplementärmedizin in einem klinischen Kontext zu etablieren.

Heute sind wir bei der Integrativen Onkologie angekommen. Sie konnte entstehen, weil Sherko Kümmel ein visionärer Arzt der jüngeren Generation ist, der über den Tellerrand hinausschauen konnte und die Kooperation gesucht hat. Ich glaube, dass manche senologische Zentren mit den Ansprüchen, die er an sich selbst und seine Mitarbeiter stellt, überfordert wären. Wir selbst mussten auch lernen, uns auf dieses Niveau der Perfektion einzustellen, was nicht einfach, aber gleichzeitig ein wichtiger Prozess der Teambildung war. Wir haben uns alle weiter entwickelt. (Er übrigens auch, er macht jetzt selbst Yoga). Die Onkologen und vor allem die Patientinnen profitieren von dieser Zusammenarbeit.

Ich bin überzeugt, dass vieles an der häufig unglücklichen Kommunikation zwischen Onkologen und Patienten, über die uns von diesen immer wieder berichtet wird, natürlich keine Absicht ist und auch keine Respektlosigkeit, sondern häufig Hilflosigkeit. Wir wissen aber auch, dass so eine Negativ-Kommunikation zu einem Nocebo-Effekt führen kann und bis zu 20 Prozent der Patienten allein deshalb unter einer posttraumatischen Belastungsstörung leiden, die wiederum ihre Prognose verschlechtern kann.

In dem Gesamtkonzept der Komplementärmedizin steckt viel Achtsamkeit, die Reflektion des eigenen Handels. Ich merke an den jungen Kollegen, die zu uns in die Klinik für Naturheilkunde und Integrative Medizin kommen, wie sie sich verändern, wie sie plötzlich wahrnehmen, was ihre Worte auslösen können. Sie werden achtsamer mit den Patienten, aber auch mit sich selbst. Ich glaube, dass das eine ganz große Triebfeder werden kann für die Umsetzung einer Integrativen Onkologie.

Auch ich war überrascht, wie positiv die Atmosphäre auf dieser Konferenz war, wie visionär.

Uns war es wichtig, dass dieses Curriculum nicht aus einem Einzelimpuls heraus entsteht, sondern dass breites Wissen aus vielen Disziplinen mit einfließt, und wir haben uns deshalb bemüht, die wichtigsten Experten dazu einzuladen. Ich danke Ihnen, dass Sie sich an diesem Consensus-Gespräch beteiligt haben.

Zum Schluss möchte ich Sie bitten, sofern Sie noch nicht Mitglied sind, in die Deutsche Gesellschaft für Naturheilkunde einzutreten. Dieser Dachverband naturheilkundlich arbeitender Ärzte hat sich die wissenschaftliche Evaluation der Naturheilkunde auf die Fahne geschrieben. Mit einer ausreichenden Mitgliederzahl können wir Antrag zur Aufnahme in die Arbeitsgemeinschaft für wissenschaftliche Medizinische Fachgesellschaften (AWMF) stellen – das ist eine wichtige Voraussetzungen für den formellen Prozess der Leitlinienarbeit.

Die Chancen für eine Integrative Medizin standen noch nie so gut.

Integrative Onkologie. http://dx.doi.org/10.1016/B978-3-437-31628-9.00010-9

11 Synopsis der diskutierten Aspekte eines Curriculums zur Integrativen Onkologie

ARZT-PATIENTEN-KOMMUNIKATION

Selbstreflexion und Rollenbilder
- Ärztliche Haltung reflektieren und entwickeln
- Vertrauen in die Kompetenz des Patienten und seine Ressourcen (Salutogenese)
- MBSR (Achtsamkeit) für Mediziner und Teams (Lernen durch Erfahrung)
- Spiritualität

Kommunikation
- Technik der ärztlichen Gesprächsführung
- Empathie und Rationalität in Einklang bringen bzw. wechseln können

Therapieziele
- Nicht nur supportive Therapieziele, sondern durchaus auch Effekte auf Sekundär- bzw. Tertiärprävention
- „Lebensqualität" als Therapieziel
- Selbstwirksamkeit und Nachhaltigkeit der Therapie
- Inwiefern mit möglichen antitumoralen Effekten komplementärer Therapien auch Einfluss auf den Krankheitsverlauf genommen werden kann, sollte kritisch, aber offen betrachtet werden

STRUKTURELLES WISSEN

Team-Building
- Professionelle Zusammenarbeit
- Ablaufmanagement
- Verständnis fördern für die verschiedenen Qualitäten und Dimensionen von Gesundheit (s. whole systems theory)
- Verständnis fördern für unterschiedliche therapeutische Ansätze bzw. Erfahrungen (community medicine, social support)

Therapeutische Settings
- Best practice Beispiele (funktionierende Module vorstellen)

Compliance
- Welche medizinischen Settings sind nötig, um Compliance zu erzielen?

Wissenschaftlichkeit
- Umgang mit Evidenz, Wissen (das mehr ist als EBM), aber auch Nicht-Wissen
- Patientenrealität/Versorgungsforschung
- Patientenrelevanter Forschungskontext Comparative Effectiveness Research

Fachinformation
- Datenbanken zu Komplementärmedizin
- Interaktionen von Arzneimitteln
- Unseriöse Verfahren

Integrative Onkologie. http://dx.doi.org/10.1016/B978-3-437-31628-9.00011-0

KERNBEREICHE	
Basiswissen (Therapeutische Möglichkeiten, aber auch Patientenfragen)	• Nebenwirkungsmanagement durch • Naturheilkunde (evidenzbasiert) • Akupunktur • Neuraltherapie • Rationale Phytopharmaka • Anthroposophische Medizin • Homöopathie • Selbsthilfestrategien • Kunsttherapie • MBSR für Patienten • Salutogene Aspekte von Bewegung, Ernährung, Entspannung
SONSTIGES ZUM CURRICULUM	
Module entwickeln für	• Palliative Care • Pflege
Synergien	Deutsche Krebshilfe
Materialien	e-learning (Modell Integrative Oncology Sloan Kettering)

IV Evidenzbasierte Komplementärmedizin in der onkologischen Leitlinienerstellung

IV

12 Evidenzbasierte Komplementärmedizin in der onkologischen Leitlinienerstellung

Jost Langhorst

Jost Langhorst leitet eine Arbeitsgruppe an der Klinik für Naturheilkunde und Integrative Medizin an den Kliniken Essen-Mitte, die komplementärmedizinische Therapien in den onkologischen Leitlinien verankern will. Er ist apl. Professor an der Uni Duisburg-Essen und Leiter der Abteilung „Integrative Gastroenterologie" und leitender Oberarzt an der Klinik für Naturheilkunde und Integrative Medizin am Lehrstuhl für Naturheilkunde der Uni DUE.

Warum eine Taskforce Leitlinie in der Integrativen Medizin?

Leitlinien sind systematisch entwickelte Entscheidungshilfen für Ärzte zu medizinischen Themen. Leitlinien haben den Zweck, die wissenschaftliche Evidenz- und Praxis-Erfahrung zu medizinischen Problemen zusammenzufassen, gegensätzliche Standpunkte zu klären und das aktuelle Vorgehen der Wahl zu definieren. Diese Entscheidungshilfen sind ausformulierte und konkrete Empfehlungen, sie beinhalten zusätzlich ökonomische Aspekte. Mittlerweile sind Leitlinien zu einem wichtigen Bestandteil des Qualitätsmanagements im Gesundheitswesen geworden, auch wenn Leitlinien in erster Linie „nur" Orientierungshilfen sind, von denen im Einzelfall abgewichen werden kann.

In Deutschland werden ärztliche Leitlinien primär von den wissenschaftlichen medizinischen Fachgesellschaften und deren Dachgesellschaft *Arbeitsgemeinschaft der wissenschaftlichen medizinischen Fachgesellschaften* (AWMF) [1], der ärztlichen Selbstverwaltung oder von Berufsverbänden entwickelt und verbreitet.

«Medizinische Leitlinien sind systematisch entwickelte Feststellungen, um die Entscheidungen von Ärzten, Angehörigen anderer Gesundheitsberufe und Patienten über angemessene Gesundheitsversorgung für spezifische klinische Umstände zu unterstützen.» [2]

Medizinische Leitlinien existieren seit den 90er Jahren des 20. Jahrhunderts. Obwohl bereits zu Beginn des 20. Jahrhunderts die Notwendigkeit deutlich wurde, die neuen und erweiterten Erkenntnisse in die medizinische Versorgung einzubinden und zu standardisieren, beinhalteten die Empfehlungen bis dahin vor allem Expertenmeinungen. Dies entspricht heute nicht mehr dem wissenschaftlichen Anspruch. Zusätzlich zur Darlegung der Erfahrungen und Fachkenntnisse einzelner Medizi-

Integrative Onkologie. http://dx.doi.org/10.1016/B978-3-437-31628-9.00012-2

ner ist deshalb die systematische Überprüfung und Begutachtung von Studienergebnissen, die zu den spezifischen medizinischen Fragestellungen vorhanden sind, von zentraler Bedeutung.
Da es praktisch unmöglich ist, für (neue) wissenschaftliche Erkenntnisse die betreffenden Wissenschaftler auf der ganzen Welt aufzuspüren und anzufragen, hat man sich vor ca. 20 Jahren in Oxford, der Wiege der sogenannten evidenzbasierten Medizin, darauf verständigt, dass eine kritische Begutachtung publizierter Studienergebnisse die zweitbeste Alternative ist, um verlässliche Daten neuer Forschung zu erhalten. So besteht ein großer Teil der Leitlinienarbeit in der Suche nach (neuester) publizierter Forschung, die dann auf ihre Qualität und Validität hin begutachtet werden muss. Für diese Begutachtung wurden wiederum in Oxford Maßstäbe ausgearbeitet, die größtmögliche Objektivität sichern.
Zur Erstellung einer evidenzbasierten Leitlinie kommen in Deutschland die Vertreter der entsprechenden medizinischen Bereiche und Fachgesellschaften zusammen, um gemeinsam die aktuell existierenden wissenschaftlichen Erkenntnisse zu sammeln und auszuwerten. Der Entstehungsprozess einer solchen Leitlinie nimmt oftmals mehrere Jahre in Anspruch.
In der Leitlinie werden dann diese Ergebnisse vorgestellt und abschließend vom Expertengremium im Konsens zur Anwendung empfohlen oder nicht. Im Idealfall lassen sich die in den Leitlinien aufgenommenen oder abgelehnten Therapie- und/oder Diagnoseverfahren wissenschaftlich untermauern. Das ist aber längst nicht immer der Fall, und zwar nicht nur im Gebiet der Naturheilkunde und Komplementärmedizin. Auch viele konventionelle Verfahren sind wissenschaftlich noch nicht ausreichend abgesichert. So zeigt eine Arbeit über die Leitlinien in den U. S. A. aus dem Jahr 2011, dass in den aktuellen Leitlinien in der Kardiologie nur in etwa 11 % und in der Onkologie nur in etwa 6 % das höchst mögliche Level an Evidenz und Konsens erreicht und zugrunde gelegt wurde [3]. Zudem führt das wachsende Wissen dazu, dass sich Empfehlungen für oder gegen Therapieverfahren ändern können. Aus diesem Grund haben Leitlinien nur eine kurze „Lebensdauer" von höchstens 5 Jahren und müssen regelmäßig auf den neuesten Stand gebracht werden.
In den letzten Jahren hat die Zahl medizinischer Leitlinien und deren Bedeutung sehr zugenommen. Leitlinien haben den Vorteil, kurz und prägnant medizinisches Wissen vollständig und auf dem neusten Stand darzulegen und im Internet frei verfügbar und leicht einsehbar zu sein. Deutsche Leitlinien zielen nicht nur auf den medizinischen Experten, sie sind häufig in zwei Fassungen erhältlich, einer Fassung für den Mediziner und einer kürzeren Fassung für den Laien. Leitlinien bieten also auch Patienten und Angehörigen objektive und aktuelle Informationsquellen.
Aktuell sind bei der AWMF 48 Leitlinien auf der Entwicklungsstufe S1 verfügbar, die Empfehlungen von individuellen Expertengruppen entsprechen, 121 Leitlinien der Entwicklungsstufe S2, die einer Evidenz- *oder* einer Konsensus-Basierung entsprechen, und 118 Leitlinien der höchsten Entwicklungsstufe S3, die einer interdisziplinären Evidenz- *und* Konsensus-Basierung entsprechen, also in der Regel sowohl durch Studien belegt sind als auch eine Mehrheit in den involvierten Fachgesellschaften der AWMF gefunden haben [4].
Medizinische Leitlinien gewinnen in den letzten Jahren zunehmend an Bedeutung für das öffentliche medizinische Interesse, ihr Einfluss ist vielschichtig. Sie dienen einerseits der Orientierung der aktuell im Gesundheitssystem aktiven Ärztinnen und Ärzte. Bedeutend ist weiterhin der Einfluss auf die aktuelle Studenten- und somit die kommende Ärztegeneration, die sich häufig schon nicht mehr an Lehrbüchern, sondern an den aktuellen Leitlinien der AWMF im Internet orientiert. Außerdem werden die Leitlinien häufig, wenn auch im juristischen Sinne nicht bindend, bei rechtlichen Auseinandersetzungen zur Beurteilung der empfohlenen Versorgung berücksichtigt und können damit relevant für die Berufsausübung werden. Nicht zuletzt werden die Leitlinien zunehmend bei Entscheidungen der Kostenübernahme durch die Krankenkassen und in inhaltlichen Auseinandersetzungen mit dem Medizinischen Dienst als Argumentationsgrundlage genutzt.

Das Leitlinienprogramm Onkologie

Es gibt in Deutschland zwei große Programme, die sich mit evidenzbasierten Leitlinien beschäftigen, das sind einerseits die Nationalen Versorgungsleitlinien und andererseits das Leitlinienprogramm Onkologie, ein Gemeinschaftswerk der Arbeitsgemeinschaft der Wissenschaftlichen Medizinischen Fachgesellschaften (AWMF), der Krebsgesellschaft und der Krebshilfe.
Die AWMF koordiniert das Zusammenspiel der Fachgesellschaften und unterstützt in Hinblick auf Rahmenbedingungen und Methodik. Die Krebsgesellschaft und Krebshilfe gestaltet neben der Koordination die finanzielle Unterstützung. Das Ziel ist dabei neben der Erstellung evidenzbasierter Leitlinien in der Onkologie auch deren Implementierung in die Praxis.
Aktuell sind 15 Projekte in der Förderung des Leitlinien Programms Onkologie, das langfristige Ziel sind etwa 20 Projekte in diesem Programm.
Unterschieden werden folgende Formen der Leitlinien: neue (novo) Leitlinien, in denen die Organkrebsarten überwiegen, Upgrades oder Updates. Darüber hinaus gibt es auch zunehmend sogenannte Querschnittsleitlinien, zu Themen wie Psychoonkologischer Behandlung und Palliativmedizin. Eine Querschnittsleitlinie bezieht sich auf ein übergreifendes Thema, das sich über verschiedene Tumorentitäten spannt und mehr organübergreifend als organspezifisch gestaltet wird.

Naturheilkunde und Komplementärmedizin in onkologischen Leitlinien

In der AWMF sind derzeit mehr als 150 wissenschaftliche Fachgesellschaften aus allen Bereichen der Medizin zusammengeschlossen, welche Fachvertreter für die Erstellung von Leitlinien entsenden können. Bisher ist jedoch keine Gesellschaft aus dem Bereich der Naturheilkunde oder Komplementärmedizin Mitglied der AWMF.
Das hat unter anderem zur Folge, dass die Inhalte der Naturheilkunde und Komplementärmedizin trotz ihrer großen Bedeutung in der klinischen Realität onkologischer Patienten bisher nicht systematisch in den Leitlinien vertreten und implementiert wurden. Vielmehr wurden sie in einigen positiven Ausnahmefällen über gewogene Vertreter anderer Fachgesellschaften eingebracht.
So findet man Inhalte der Komplementärmedizin bisher nur vereinzelt in den Leitlinien der Onkologie. Beispielhaft sei die S-3 Leitlinie Lungenkarzinom genannt [5], in welche einige Anmerkungen zur Komplementärmedizin aufgenommen wurden, wobei allerdings keine systematische Recherche zugrunde gelegt wurde.
Ein positives Beispiel für die Integration naturheilkundlicher und komplementärmedizinischer Inhalte in der Onkologie sind die S-1 Leitlinien der Arbeitsgemeinschaft gynäkologische Onkologie (AGO) für das Mamma-Karzinom [6].
Im Jahr 2011 wurde der Lehrstuhl für Naturheilkunde der Universität Duisburg-Essen erstmalig in Zusammenarbeit mit der Arbeitsgemeinschaft Gynäkologische Onkologie AGO in die Erstellung der Leitlinie zum Mammakarzinom eingebunden. Erstmalig konnten auf der Basis einer systematischen und umfassenden Recherche naturheilkundliche und komplementärmedizinische Inhalte in die Leitlinien aufgenommen werden. Die Aktualisierung dieser Inhalte in der Leitlinie im Jahr 2013 wird nun von der Task Force Leitlinien koordiniert und begleitet.

Task Force Leitlinien

Gefördert von der Rut- und Klaus-Bahlsen-Stiftung wurde am Lehrstuhl für Naturheilkunde der Universität Duisburg-Essen die Task Force Leitlinien gegründet. Die Hauptaufgabe der Task Force ist es, naturheilkundliche und komplementärmedizinische Inhalte systematisch zu evaluieren und vermehrt in medizinische Leitlinien einzubringen. Ziel dieser Arbeit ist die Unterstützung von wissenschaftlichen Vertretern im Bereich der Komplementärmedizin und die Kooperation und gemeinsame Erstellung fundierter und wissenschaftlich hochwertiger Leitlinien in Zusammenarbeit mit Vertretern der konventionellen Medizin. Die systematische Aufarbeitung wissenschaftlicher Studien aus dem Bereich der Naturheilkunde und Komplementärmedizin ist nicht zuletzt vor dem Hintergrund der enormen Zunahme der Inanspruchnahme komplementärmedizinischer Heilverfahren von zentraler Bedeutung. Dies geschieht in enger Verzahnung mit der DGNHK.

DGNHK

Die Deutsche Gesellschaft für Naturheilkunde (DGNHK) ist die medizinisch-wissenschaftliche Fachgesellschaft für klassische Naturheilkunde und angrenzende Gebiete [7]. Ziel der Gesellschaft ist die Förderung des medizinischen Gebietes der Naturheilkunde, insbesondere der klassischen Naturheilverfahren der traditionellen europäischen Medizin im Bereich von Forschung, Lehre, klinischer Anwendung und methodischer Weiterentwicklung.

Die Task Force „Naturheilkunde und Komplementärmedizin in medizinischen Leitlinien" hat sich eng mit der Arbeitsgruppe Leitlinien in der DGNHK verzahnt. Beide Arbeitsgruppen werden vom Autor geleitet und aufeinander abgestimmt. Weiterer Schwerpunkt der Task Force ist die Vorbereitung der Aufnahme der DGNHK in die AWMF, welche für das Frühjahr 2013 avisiert ist. Durch eine Aufnahme der DGNHK in die AWMF wird angestrebt, dass die DGNHK bei jeder Neuerstellung oder Überarbeitung von S3-Leitlinien einen Fachvertreter entsenden kann, um auf diesem Weg systematisch die Inhalte des Fachs im Prozess der Leitlinienerstellung zu vertreten. Evidenzbasierte naturheilkundliche und komplementärmedizinische Inhalte könnten so in Zukunft systematisch in die Leitlinien der AWMF integriert werden.

Ausblick

Ein wichtiges Ziel für die Zukunft ist außerdem die Erstellung einer eigenständigen Querschnittsleitlinie zum Thema Komplementäre Verfahren in der Onkologie. Für dieses Großprojekt ist es anzustreben, die verfügbare Expertise der DGNHK Task Force, der Arbeitsgruppe PRIO (Prävention und Integrative Medizin in der Onkologie) und des Kompetenznetzes Komplementärmedizin in der Onkologie (KOKON) optimal zu koordinieren.

Literatur

[1] www.uni-duesseldorf.de/AWMF/ll/ll_index.htm (letzter Zugriff 13.8.2013)
[2] www.awmf.org/fileadmin/user_upload/Leitlinien/Werkzeuge/Publikationen/rb1.pdf (letzter Zugriff 13.8.2013)

[3] Level of Scientific Evidence Underlying Recommendations Arising From the National Comprehensive Cancer Network (NCCN) clinical practice guidelines. Poonacha and Go, J Clin Oncol 2011 2011 Jan 10;29(2):186–91
[4] www.awmf.org/leitlinien/aktuelle-leitlinien.html (letzter Zugriff 13.8.2013)
[5] www.awmf.org/leitlinien/detail/ll/020-007.html (letzter Zugriff 13.8.2013)
[6] www.ago-online.de/de/fuer-mediziner/leitlinien/mamma/ (letzter Zugriff 13.8.2013)
[7] www.gesellschaftnaturheilkunde.de/ (letzter Zugriff 13.8.2013)

Literatur

Aggarwal BB, Van Kuiken ME, Iyer LH et al: Molecular targets of nutraceuticals derived from dietary spices: potential role in suppression of inflammation and tumorigenesis. Exp Biol Med 2009; 234: 825–849

Allensbach Archiv, IfD-Umfrage 6094, 2000

Allensbach Archiv, ifD-Umfrage 7016, 2002

Allensbach Archiv, IfD-Umfrage 10004, 2007

Appel C, Müller C, Murken S: Subjektive Belastung und Religiosität bei chronischen Schmerzen und Brustkrebs. Ein Stichprobenvergleich. Schmerz 2010. 24: 449–458

Arends J, Zürcher G, Fietkau R, Aulbert E, Frick B, Holm M, Kneba M, Mestrom H J, Zander A: DGEM-Leitlinie Enterale Ernährung: Onkologie. Aktuel Ernaehr Med 2003; 28. Supplement 1: S61–S68

Arends J et al : ESPEN Guidelines on Enteral Nutrition: Non-surgical oncology. Clinical Nutrition (2006) 25, 245–259

Arold G et al: No relevant interaction with alprazolam, caffeine, tolbutamide and digoxin by treatment with low-hyperforin St. John's wort extract. Plante Med 2005;71: 331–337

Baer R: Mindfulness Training as a Clinical Intervention: A Conceptual and Empirical Review. Clinical Psychology: Science and Practice. 2003; 10(2): 125–143.

Balboni TA, Vanderwerker LC, Block SD, Paulk ME, Lathan CS, Peteet JR et al. Religiousness and spiritual support among advanced cancer patients and associations with end-of-life treatment preferences and quality of life. J Clin Oncol 2007; 25(5): 555–560

Balk J, Day R, Rosenzweig M et al: Pilot, Randomized, Modified, Double-Blind, Placebo-Controlled Trial of Acupuncture for Cancer-Related Fatigue. J Soc Integr Oncol 2009 Winter; 7(1): 4–11.

Balzarini A, Felisi E, Martini A et al: Efficacy of homeopathic treatment of skin reactions during radiotherapy for breast cancer: a randomised, double-blind clinical trial. Br Homeopath J 2000; 89(1): 8–12

Banasik J, Williams H, Haberman M, Blank SE, Bendel R: Effect of Iyengar yoga practice on fatigue and diurnal salivary cortisol concentration in breast cancer survivors. J Am Acad Nurse Pract 2011; 23(3): 135–142

Banerji P, Campbell DR: Cancer patients treated with the Banerji protocols utilising homoeopathic medicine: a Best Case Series Program of the National Cancer Institute USA. Oncol Reports 2008;20(1):69–74

Bartsch HH, Mumm A, Delbrück H et al: Rehabilitation von Patienten nach allogener hämatologischer Stammzelltransplantation. Der Onkologe 2000; 6(1): 44–51.

Bartsch HH, Jaroslawski K, Rostock M: Chemotherapie-induzierte Polyneuropathie (CIPN) – Ein progredientes Problem im onkologischen Alltag. Im Fokus Onkologie 2010; 11: 44–58

Bauer-Wu S, Sullivan AM, Rosenbaum E et al: Facing the challenges of hematopoietic stem cell transplantation with mindfulness meditation: a pilot study. Integr Cancer Ther 2008; 7(2): 62–69.

Baum M, Cassileth BR, Daniel R et al: The role of complementary and alternative medicine in the management of early breast cancer: Recommendations of the European Society of Mastology (EUSOMA). Eur J Cancer 2006; 42(12): 1,711–1,714.

Baum M, Ernst E, Lejeune S et al: Role of complementary and alternative medicine in the care of patients with breast cancer: Report of the European Society of Mastology (EUSOMA) Workshop, Florence, Italy, December 2004. Eur J Cancer 2006; 42(12): 1,702–1,710.

Baumann FT, Schüle K (Hrsg.). Bewegungstherapie und Sport bei Krebs. Deutscher Ärzteverlag, Köln, 2008

Baumann FT, Bloch W: Evaluierte Trainingsinterventionen während und nach Tumortherapie – eine Review-Analyse. Deutsche Zeitschrift für Sportmedizin. 2010; 61(1): 6–10.

Baumann FT, Drosselmeyer N, Leskaroski A, Knicker A, Krakowski-Roosen H, Zopf EM, Bloch.W: 12-Week Resistance Training with Breast Cancer Patients during Chemotherapy: Effects on Cognitive Abilities. Breast Care 2011;6: 142–143

Baumann FT, Bloch W, Jäger E (Hrsg.): Sport und körperliche Aktivität in der Onkologie. Springer Berlin/Heidelberg, 2012

Baumann et al: 2013 eingereicht, im Reviewverfahren

Beauchamp Gary K et al: Ibuprofen-like activity in extra-virgin olive oil. Nature Vol 437/1. September 2005
Benson AB 3rd, Ajani JA, Catalano RB et al: Recommended guidelines for the treatment of cancer treatment-induced diarrhea. J Clin Oncol 2004; 22(14): 2,918–2,926
Bettermann H, Kröz M, Girke M et al. (2001): Heart rate dynamics and cardiorespiratory coordination in diabetic and breast cancer patients. Clin Physiol 21: 411–420.
Bettermann H, von Bonin D, Frühwirth M et al: Effects of speech therapy with poetry on heart rate rhythmicity and cardiorespiratory coordination. Int J Cardiol 2002; 84(1): 77–88.
Bicego D, Brown K: Effects of Exercise on Quality of Life in Women Living with Breast Cancer: A Systematic Review. Breast J 2008; 15 (1): 45–51
Birnie K, Garland SN, Carlson LE: Psychosocial benefits for cancer patients and their partners participating in mindfulness-based stress reduction (MBSR). Psychooncology 2010; 19(9): 1,004–1,009.
Bishop FL, Yardley L, Lewith GT (2007): A systematic review of beliefs involved in the use of complementary and alternative medicine. J Health Psychol 2007; 12(6): 851–867
Bjelakovic G. et al., Antioxidant supplements for preventing gastrointestinal cancers. Cochrane Database Syst Rev. 2008 Jul 16;(3): CD004183
von Bonin D, Frühwirth M, Heusser P et al: [Effects of speech therapy with poetry on heart rate variability and well-being]. Forsch Komplementarmed Klass Naturheilkd. 2001; 8 (3):144–160.
Bower JE, Garet D, Sternlieb B: Yoga for persistent fatigue in breast cancer survivors: results of a pilot study. Evid Based Complement Alternat Med 2011; 2011: 623168
Bozzetti F, Arends J, Lundholm K et al: ESPEN Guidelines on Parenteral Nutrition: Non-surgical oncology. Clin Nutr2009; 28(4): 445–454
Bradt J, Dileo C, Grocke D et al: Music interventions for improving psychological and physical outcomes in cancer patients. Cochrane Database Syst Rev 2011; 10(8): CD006911.Review
Breitkreuz T: Integrative Onkologie: Das Modell der Anthroposophischen Medizin. Zeitschrift für Komplementärmedizin 2011, 3(4): 36–40.
Broom A, Adams J: Oncology clinicians' accounts of discussing complementary and alternative medicine with their patients. Health (London) 2009; 13(3): 317–336
Buck K, Zaineddin AK, Vrieling A, Linseisen J, Chang-Claude J: Meta-analyses of lignans and enterolignans in relation to breast cancer risk. Am J Clin Nutr 2010 ; 92(1): 141–153. Epub 2010 May 12
Büntzel J, Micke O, Kisters K et al: Selenium substitution during radiotherapy of solid tumours – laboratory data from two observation studies in gynaecological and head and neck cancer patients. Anticancer Res 2010; 30(5): 1,783–1,786
Büntzel J, Riesenbeck D, Glatzel M et al: Limited effects of selenium substitution in the prevention of radiation-associated toxicities. Results of a randomized study in head and neck cancer patients. Anticancer Res 2010; 30(5): 1,829–1,832.
Büssing A, Ostermann T, Matthiessen PF: Role of religion and spirituality in medical patients: Confirmatory results with the SpREUK questionnaire. Health Qual. Life Outcomes 2005; 3: 10 (pp.1–10)
Büssing A, Ostermann T, Koenig HG. Relevance of religion and spirituality in German patients with chronic diseases. Int J Psychiatry Med. 2007;37(1):39–57
Büssing A, Koenig HG: The BENEFIT through spirituality/religiosity scale – a 6-item measure for use in health outcome studies. Int JPsychiatry Medicine 2008; 38(4): 493–506
Büssing A, Fischer J, Ostermann T, Matthiesen P. F. Reliance on God's help, depression and fatigue in female cancer patients. Int J Psychiatry Med 2008; 38(3): 357–372
Büssing A, Fischer J: Interpretation of illness in cancer survivors is associated with health-related variables and adaptive coping styles. BMC Womens Health 2009; 9: 2
Büssing A, Michalsen A, Balzat HJ, Grünther RA, Ostermann T, Neugebauer EA, Matthiessen PF Are spirituality and religiosity resources for patients with chronic pain conditions? Pain Med. 2009b, 10, 327–339
Büssing A, Fischer J, Ostermann T et al: Trust in God's Help as a measure of intrinsic religiosity in healthy elderly and patients with chronic diseases – Correlations with health-related quality of life? Applied Research in Quality of Life 2009; 4: 77–90.
Büssing A, Koenig HG: Spiritual needs of patients with chronic diseases. Religions 2010; 1: 18–27
Büssing A, Balzat JH, Heusser P: Spiritual needs of patients with chronic pain diseases and cancer – Validation of the Spiritual Needs Questionnaire. European Journal of Medical Research 15(6), 2010 266–273

Büssing A, Koenig HG: Spiritual needs of patients with chronic diseases. Religions 2010; 1: 18–27
Büssing A: Spirituality as a Resource to Rely on in Chronic Illness: The SpREUK Questionnaire. Religions 2010; 1: 9–17
Büssing A, Lux EA, Janko A, Kopf A: Psychosoziale und spirituelle Bedürfnisse bei Patienten mit chronischen Schmerz- und Krebserkrankungen. Deutsche Zeitschrift für Onkologie 2011; 41: 39–73
Büssing A, Kohls N (eds.): Spiritualität transdisziplinär. Transdisziplinäre wissenschaftliche Grundlagen im Zusammenhang mit Gesundheit und Krankheit. Springer-Verlag, Stuttgart, 2011
Büssing A, Lux EA, Janko A, Kopf A, Frick E: Zusammenhänge zwischen psychosozialen und spirituellen Bedürfnissen und Bewertung von Krankheit bei Patienten mit chronischen Erkrankungen. Spiritual Care 2012; 1: 57–73
Büssing A, Lux EA, Janko A, Kopf A, Frick E: Zusammenhänge zwischen psychosozialen und spirituellen Bedürfnissen und Bewertung von Krankheit bei Patienten mit chronischen Erkrankungen. Spiritual Care 2012; 1: 57–73
Bokmand S et al: Acupuncture relieves menopausal discomfort in breast cancer patients: A prospective, double blinded, randomized study. Breast 2012,Aug 17.
Bozzetti F, Arends J, Lundholm K, Micklewright A, Zürcher G, Muscaritoli M : ESPEN Guidelines on Parenteral Nutrition: Non-surgical oncology. Clinical Nutrition 28 (2009) 445–454
Bradt J, Dileo C, Grocke D, Magill L: Music interventions for improving psychological and physical outcomes in cancer patients. Cochrane Database of Systematic Reviews 2011
Broom A, Adams J: Oncology clinicians' accounts of discussing complementary and alternative medicine with their patients. Health (London) 2009; 13(3): 317–336
Buck K, Zaineddin AK, Vrieling A, Linseisen J, Chang-Claude J: Meta-analyses of lignans and enterolignans in relation to breast cancer risk. Am J Clin Nutr. 2010 Jul;92(1):141–53. Epub 2010 May 12
Carlson LE, Sneca M, Patel KD, Goodev E, Mindfulness-based stress reduction in relation to quality of life, mood, symptoms of stress and levels of cortisol, dehydroepiandrosterone sulfate (DHEAS) and melatonin in breast and prostate cancer outpatients, Psychoneurodocrinology 2004; 29 (4): 448–7
Carlson LE, Speca M, Faris P, Patel KD: One year pre-post intervention follow-up of psychological, immune, endocrine and blood pressure outcomes of mindfulness-based stress reduction (MBSR) in breast and prostate cancer outpatients. Brain Behav Immun 2007 21 (8): 1,038–1,049
Caro M, Layiano A, Pichard C: Nutritional intervention and quality of life in adult oncology patients. Clin Nutr. 2007 Jun;26(3):289–301. Epub 2007 Mar 21
Carpenter JS, Andrykowski MA, Cordova M, et al: Hot flashes in postmenopausalwomen treated for breast carcinoma: Prevalence, severity, correlates, management, and relation to quality of life. 1998 Cancer 82: 1,682–1,691
Carson JW, Carson KM, Porter LS, Keefe FJ, Shaw H, Miller JM, Yoga for Women with Metastatic Breast Cancer: Results from a Pilot Study, J Pain Symptom Manage 2007; 33: 331–41
Carson JW, Carson KM, Porter LS, Keefe FJ, Seewaldt VL: Yoga of Awareness program for menopausal symptoms in breast cancer survivors: results from a randomized trial. Support Care Cancer 2009; 17(10): 1,301–1,309
Cassileth BR, Chapman CC: Alternative and Complementary cancer therapies. Cancer 1996; 77(6):1,026–1,034
Cella D, Fallowfield LJ: Recognition and management of treatment-related side effects for breast cancer patients receiving adjuvant endocrine therapy. Breast Cancer Res Treat 2008; 107: 167–180.
Chao LF et al: The efficacy of acupoint stimulation for the management of therapy-related adverse events in patients with breast cancer:a systematic review. BreastCancer Res Treat (2009) 118: 255–267
Chida Y, Steptoe A, Powell LH: Religiosity/spirituality and mortality. A systematic quantitative review. Psychother Psychosom 2009; 78: 81–90
Collins K, Thomas D: Acupuncture and Acupressure for the Management of Chemotherapy-Induced Nausea and Vomiting. JOURNAL OF THE AMERICAN ACADEMY OF NURSE PRACTITIONERS 2004, VOLUME 16, ISSUE 2
Conway PH, Clancy C. Comparative-Effectiveness Research – Implications of the Federal Coordinating Council's Report. N Engl J Med. 2009;361(328):330

Correa-Velez I, Clavarino A, Eastwood H: Surviving, Relieving, Repairing, and Boosting Up: Reasons for Using Complementary/Alternative Medicine among Patients with Advanced Cancer: A Thematic Analysis. J Palliat Med 2005; 8(5): 953–961

Cortesi M, Fridman E, Volkov A et al: Clinical assessment of the cancer diagnostic value of prostatic zinc: a comprehensive needle-biopsy study. Prostate 2008; 68(9): 994–1,006.

Courneya KS, Segal RJ, Mackey JR et al: Effects of aerobic and resistance exercise in breast cancer patients receiving adjuvant chemotherapy: a multicenter randomized controlled trial. J Clin Oncol 2007; 25(28): 4,396–4,404. Epub 2007 Sep 4.

Cramer H, Lange S, Klose P, Paul A, Dobos G. Can yoga improve fatigue in breast cancer patients? A systematic review. Acta Oncol. 2012; 51: 559–560.

Cramp F, Daniel J. Exercise for the management of cancer-related fatigue in adults. Cochrane Database Sys Rev 2008; (2): CD006145

Crew KD, Shane E, Cremers S et al: High prevalence of vitamin D deficiency despite supplementation in premenopausal women with breast cancer undergoing adjuvant chemotherapy. J Clin Oncol 2009; 27(13): 2,151–2,156. Epub 2009 Apr 6.

Crew KD, Capodice JL, Greenlee H, Brafman L, Fuentes D, Awad D, Yann Tsai W, Hershman DL. Randomized, blinded, sham-controlled trial of acupuncture for the management of aromatase inhibitor-associated joint symptoms in women with early-stage breast cancer. J Clin Oncol. 2010 Mar 1;28(7):1,154–60. Epub 2010 Jan 25

Cysarz D, von Bonin D, Lackner H et al: Oscillations of heart rate and respiration synchronize during poetry recitation. Am J Physiol Heart Circ Physiol 2004; 287(2): H579–87.Epub 2004 Apr 8

Danhauer SC, Mihalkn SL, Russell GB et al: Restorative yoga for women with breast cancer: findings from a randomized pilot study. Psychooncology 2009; 18(4):360–368.

Daub E, Gerhard I, Bastert G: Homöopathische Antiemetika bei Chemotherapie, eine prospektive, randomisierte Studie. Geburtshilfe und Frauenheilkunde 2000; 60: 157

Davidson R, Geoghegan L, McLaughlin L, Woodward R: Psychological characteristics of cancer patients who use complementary therapies. Psychooncology 2005; 14(3): 187–195

Deng GE, Frenkel M, Cohen L et al: Evidence-Based Clinical Practice Guidelines for IntegrativeOncology: Complementary Therapy and

Botanicals. J Soc Integr Oncol 2009; 7(3): 85–120

Dennert G, Zwahlen M, Brinkman M et al: Selenium for preventing cancer. Cochrane Database Syst Rev. 2011; (5): CD005195

Dezutter J, Luyckx K, Schaap-Jonker H et al: God image and happiness in chronic pain patients: the mediating role of disease interpretation. Pain Med 2010; 11(5): 765–773.

Dimeo F, Schwartz S, Fietz T et al: Effects of endurance training on the physical performance of patients with hematological malignancies during chemotherapy. Support Care Cancer 2003; 11(10): 623–628. Epub 2003 Aug 26.

Dimeo FC, Thiel E: Körperliche Aktivität und Sport bei Krebspatienten. Onkologe 2008; 1: 31–37

Dobos G, Kümmel S: Gemeinsam gegen Krebs, Zabert-Sandmann-Verlag, ISBN-10: 3898832651.

Dobos GJ, Voiss P, Schwidde I, Choi KE, Paul A, Kirschbaum B, Saha FJ, Kuemmel S. Journal Integrative oncology for breast cancer patients: introduction of an expert-based model.BMC Cancer. 2012 Nov 21; 12: 539. doi: 10.1186/1471-2407-12-539.

Dong JY, He K, Wang P et al: Dietary fiber intake and risk of breast cancer: a meta-analysis of prospective cohort studies. Am J Clin Nutr 2011; 94(3): 900–905

Duijts SFA et al: Effectiveness of behavioural techniques and physical exercise on psychosocial functioning and health-related quality of life in breast cancer patients and survivors – a meta-analysis. Psychooncology 2011;20: 115–116

Dusek JA, Benson H: Mind-body medicine: a model of the comparative Clinical Impact of the acute stress and relaxation responses. Minn Med 2009; 92 (5): 564–570

Early Breast Cancer Trialists' Collaborative Group: Tamoxifen for early breast cancer: An overview of the randomised trials. Lancet 1998; 351(9114): 1,451–1,467

Early Breast Cancer Trialists' Collaborative Group: Effects of chemotherapy and hormonal therapy for early breast cancer on recurrence and 15-year survival: An overview of randomised trials. Lancet 2005; 365(9472): 1,687–1,717

Eisenberg DM et al: Unconventional Medicine in the United States – Prevalence, Costs, and Patterns of Use. N Engl J Med 1993; 328: 246–252

Eisenberg DM et al: Trends in Alternative Medicine Use in the United States, 1990–1997. Results of a Follow-Up Study. JAMA, November 11, 1998; 280(18): 1,569–1,575

Eliassen AH et al.: Plasma 25-hydroxyvitamin D and risk of breast cancer in the Nurses' Health Study II. Breast Cancer Res. 2011;13 (3):R50

Engdal S, Klepp O, Nilsen OG: Identification and exploration of herb-drug combinations used by cancer patients. Integr Cancer Ther 2009; 8(1): 29–36

Ernährungsberichte DGE 2004; 2008; NVZ II 2008; European Nutrition and Health Report 2009: www.univie.ac.at/enhr/index.htm

Ernst E, Resc KL, Mills S, Hill R, Mitchel A, Willoughby M et al: Complementary medicine – a definition. 1995. Br J Gen Pract 45(398): 506

Ernst E, Lee MS: Acupuncture for palliative and supportive cancer care: a systematic review of systematic reviews. J Pain Symptom Manage. 2010 Jul;40(1):e3–5.

Eyigor S, Karapolat H, Yesil H, Uslu R, Durmaz B, Effects of Pilates exercises on functional capacity, flexibility, fatigue, depression and quality of life in female breast cancer patients: a randomized controlled study, Eur J Phys Rehabil Med 2010;46(4): 481–7

Ezzo J, Richardson MA, Vickers A, Allen C, Dibble S, Issell BF, Lao L, Pearl M, Ramirez G, Roscoe JA, Shen J, Shivnan JC, Streitberger K, Treish I, Zhang G: Acupuncture-point stimulation for chemotherapy-induced nausea or vomiting (Review). Cochrane Database Syst Rev. 2006 Apr 19; (2): CD002285.

Fair W: Back to the future – the role of complementary medicine in urology 1999; 162: 411–42

Fang CY, Reibel DK, Longacre ML, Rosenzweig S, Campbell DE, Douglas SD: Enhanced psychosocial well-being following participation in a mindfulness-based stress reduction program is associated with increased natural killer cell activity. J Altern Complement Med 2010; 16 (5): 531–538

Fønnebø V, Grimsgaard S, Walach H, Ritenbaugh C, Norheim AJ, MacPherson H, Lewith G, Launsø L, Koithan M, Falkenberg T, Boon H Aickin M: Researching complementary and alternative treatments – the gatekeepers are not at home. BMC Medical Research Methodology 2007, 7:7

Fønnebø V et al: Acupuncture and acupressure in the treatment of chemotherapy-associated nausea and vomiting. www.cam-cancer.org, Updated May 21, 2009

Frisk J et al: Acupuncture improves health-related quality-of-life (HRQoL) and sleep in women with breast cancerand hot flushes.Support Care Cancer, published online 6. April 2011

Franca CA, Nogueira CR, Ramalho A et al: Serum levels of selenium in patients with breast cancer before and after treatment of external beam radiotherapy. Ann Oncol 2011; 22(5): 1,109–1,112

Frenkel M, Mishra BM, Sen S et al: Cytotoxic effects of ultra-diluted remedies on breast cancer cells Int J Oncol 2010; 36(2): 395–403.

Frick E, Riedner C, Fegg MJ, Hauf S, Borasio GD. A clinical interview assessing cancer patients' spiritual needs and preferences. Eur J Cancer Care (Engl). 2006; 15 (3): 238–243

Frisk J, Källstrom AC, Wall N, Fredrikson M, Hammar M: Acupuncture improves health-related quality-of-life (HRQoL) and sleep in women with breast cancer and hot flushes. Support Care Cancer 2011

Galetin A, Burth H, Gibbons et al: Prediction of time-dependent Cyp3A4 drug-drug interactions: impact of enzyme degradation, parallel elimination pathways and intestinal inhibition. Drug Metab Dispos 2006; 34(1): 166–175

Gall TL, Guirguis-Younger M, Charbonneau C et al: The trajectory of religious coping across time in response to the diagnosis of breast cancer. Psychooncology 2009; 18(11): 1,165–1,178

Gesellschaft Anthrop. Ärzte in Deutschland (Hrsg.): Vademecum Anthroposophische Arzneimittel. Supplement zur Zeitschrift Der Merkurstab, 2. Auflage 2010, Buch und CD

Girke M: Welches Menschenverständnis leitet eine komplementärmedizinische Therapie? – Anthroposophische Medizin. In: Girke M, Hoppe J-D, Matthiessen PF (Hrsg). Medizin und Menschenbild. Deutscher Ärzte-Verlag, Köln 2006; 75–92

Goss PE, Ingle JN, Chapman J-AW et al.: Final Analysis of NCIC CTG MA.27: A Randomized Phase III Trial of Exemestane Versus Anastrozole in Postmenopausal Women with Hormone Receptor Positive Primary Breast Cancer. Presented at the 33rd Annual San Antonio Breast Cancer Symposium, abstr S1-1. Available online at http://www.abstracts2view.com/sabcs10/view.php?nu=SABCS10L_761&terms

Grant WB. Benefits of vitamin D in reducing the risk of cancer: Time to include vitamin D in cancer treatment? J Soc Integr Oncol 2010; 8(3): 81–88

Gruber H, Weis J: Therapeutic action in art therapy: Results of an empirical study. Eur J integr med 2010; 2(4): 179

Hackshaw A, Roughton M, Forsyth S et al.: Long-term benefits of 5 years of Tamoxifen: 10-year follow-up of a large randomized trial in women at least 50 years of age with early breast cancer. J Clin Oncol 2011; 29(13): 1,657–1,663

Hadji P, Body JJ, Aapro et al: Practical guidance for the management of aromatase inhibitor-associated bone loss. Ann Oncol 2008; 19(8): 1,407–1,416

Han E, Johnson N, DelaMelena T, Glissmeyer M, Steinbock K: Alternative therapy used as primary treatment for breast cancer negatively impacts outcomes. Ann Surg Oncol 2011; 18(4): 912–916

Hartel U, Volger E: Use and acceptance of classical natural and alternative medicine in Germany-findings of a representative population-based survey. Forsch Komplementarmed Klass Naturheilkd 2004;11(6):327–34.3

Henderson VP, Clemow L, Massion AO, Hurley TG, Druker S, Hebert JR: The effects of mindfulness-based stress reduction on psychosocial outcomes and quality of life in early-stage breast cancer patients: a randomized trial. Breast Cancer Res Treat 2011

Henderson VP, Clemow L, Massion AO, Hurley TG, Druker S, Hebert JR: The effects of mindfulness-based stress reduction on psychosocial outcomes and quality of life in early-stage breast cancer patients: a randomized trial. Breast Cancer res Treat 2011 Sep 8 (Epub ahead of print)

Henn W, Gruber H (Hrsg): Kunsttherapie in der Onkologie: Grundlagen, Forschungsprojekte, Praxisberichte. Richter, Claus Verlag, 1. Aufl. 2004

Hercberg S, Kesse-Guyot E, Druesne-Pecollo N et al: Incidence of cancers, ischemic cardiovascular diseases and mortality during 5-year follow-up after stopping antioxidant vitamins and minerals supplements: a postintervention follow-up in the SU.VI.MAX Study. Int J Cancer 2010; 127(8): 1,875–1,881

Herring MP, O'Connor PJ, Dishman RK: The Effect of Exercise Training on Anxiety Symptoms Among Patients. A Systematic Review. Arch Intern Med 2010; 170 (4): 321–331

Hervik J et al: Acupuncture for the treatment of hot flashes in breast cancer patients, a randomized, controlled trial. BreastCancer Res Treat (2009) 116: 311–316

Heusser P: Anthroposophie und Wissenschaft. Beiträge zu einer ganzheitlichen Medizinischen Anthropologie. Schattauer, Stuttgart 2011

Heusser P: Lebensqualität bei fortgeschrittener Tumorkrankheit. Anthroposophische Krebstherapie im Rahmen des nationalen Forschungsprogramms 34 (NFP34). In: Heusser P (ed): Akademische Forschung in der Anthroposophischen Medizin. Bd 3: Komplementäre Medizin im interdisziplinären Diskurs. Bern, Peter Lang 1999, 341–51

Heusser P, Berger Braun S, Ziegler R et al: Palliative in-patient cancer in an anthroposophic hospital: II. Quality of life during and after stationary treatment, and subjective treatment benefits. Forsch Komplementärmed 2006; 13: 156–166

Heusser P, Bertschy M, Burkhardt R et al: Langzeiterhaltung der Lebensqualität bei fortgeschrittener Krebskrankheit. Prospektive Studie über zwölf Monate während und nach stationärer Behandlung in einer anthroposophischen Klinik. In: Scheer R, Alban S, Becker H, Holzgrabe U, Kemper FH, Kreis W, Matthes H (Hrsg): Die Mistel in der Tumortherapie 2. Aktueller Stand und klinische Forschung. KVC-Verlag, Essen 2009: 477–493

Hoff A, Johannessen-Henry CT, Ross L, Hvidt NC, Johansen C: Religion and reduced cancer risk: what is the explanation? A review. Eur J. Cancer 2008; 44: 2,573–2,579

Hinrichs I, Die homöopathische Behandlung von Krebspatienten – eine retrospektive Datenanalyse Dissertation Universität Freiburg i.Brsg. 2004

Hofman M, Ryan JL, Figueroa-Moseley CD et al: Cancer-related fatigue: the scale of the problem.Oncologist. 2007; 12 Suppl 1: 4–10

Horneber MA, Bueschel G, Huber R et al: Mistletoe therapy in oncology. Cochrane Database Syst Rev 2008; (2): CD003297

Horneber M, Rostock M: Komplementärmedizin in der Onkologie – Anregungen zu einem kompetenten Umgang. Best Practice Onkologie 2010; 4(5): 44–54

Horneber M., Büschel G., Dennert G., Less D.B., Ritter E., and Zwahlen M: How many cancer patients use complementary and alternative medicine: a systematic review and meta-analysis. Integrative Cancer Therapies. 2012 Sep;11(3):187–203. doi: 10.1177/1534735411423920. Epub 2011 Oct 21

Huang MI, Nir Y, Chen B, Schnyer R, Manber R: A randomized controlled pilot study of acupuncture for postmenopausal hot flashes: effect on nocturnal hot flashes and sleep quality.Fertil Steril. 2006 Sep;86(3):700–10.

Hyodo I, Amano N, Eguchi K, Narabayashi M, Imanishi J, Hirai M, Nakano T, Takashima S: Nationwide survey on complementary and alternative medicine in cancer patients in Japan. J Clin Oncol. 2005 Apr 20;23(12):2645–54. Epub 2005 Feb 22

Institute of Medicine, ed.: What is Comparative Effectiveness Research? Initial National Priorities for Comparative Effectiveness Research. Washington D. C.: The National Academies Press; 2009: 29

Interdisziplinäre S3-Leitlinie für die Diagnostik, Therapie und Nachsorge des Mammakarzinoms 2008

Irvine D, Vincent L, Graydon JE et al: The prevalence and correlates of fatigue in patients receiving treatment with chemotherapy and radiotherapy. A comparison with the fatigue experienced by healthy individuals. Cancer Nurs 1994; 17(5): 367–378.

Jacobs ET et al., Vitamin D and breast cancer recurrence in the Women's Healthy Eating and Living (WHEL) Study. Am J Clin Nutr. 2011 Jan;93(1):108–17. d

Jacobs ET, Jiang R, Alberts DS et al: Selenium and colorectal adenoma: results of a pooled analysis. J Natl Cancer Inst. 2004; 96(22): 1,669–1,675

Jacobs J, Herman P, Heron K et al: Homeopathy for menopausal symtomps in breast cancer survivors: a preliminary randomized controlled trial. J Altern Complemt Med 2005; 11(1): 21–27

Jacobson PB, Hann DM, Azzarello LM et al: Fatigue in women receiving adjuvant chemotherapy for breast cancer: characteristics, course, and correlates. J Pain Symptom Manage 1999; 18(4): 233–242

Johnstone PA, Peng YP, May BC, Inouye WS, Niemtzow RC :Acupuncture for pilocarpine-resistant xerostomia following radiotherapy for head and neck malignancies.. Int J Radiat Oncol Biol Phys. 2001 Jun 1;50(2):353–7.

Jonas WB, Gaddipati JP, Rajeshkumar NV et al: Can homeopathic treatment slow prostate cancer growth? Integr Cancer Ther 2006;5(4): 343–349.

Joos S, Musselmann B, Miksch A, Rosemann T, Szecsenyi J: The role of complementary and alternative medicine (CAM) in Germany – a focus group study of GPs. BMC Health Serv Res 2008; 8: 127.

Kappauf H, Gallmeier WM: Onkologische „Alternativmedizin" Psychodynamische Aspekte bei der Inanspruchnahme. Münch Med Wschr 1989; 131 Nr. 35: 618–622

Kaptchuk TJ, Eisenberg DM: Varieties of Healing. 2: A Taxonomy of Unconventional Healing Practices. Ann Intern Med 2001; 135(3):196–204

Kassab S, Cummings M, Berkovitz S, van Haselen R, Fisher P. Homeopathic medicines for adverse effects of cancer treatments. Cochrane Database Syst Rev 2009(2):CD004845

Kiene H.: Komplementäre Methodenlehre der klinischen Forschung. Cognition-based Medicine. Berlin – Heidelberg – New York: Springer; 2001, 193 S. ISBN 3-540-41022-8

Kienle GS, Glockmann A, Schink M, Kiene H: Viscum album L. extracts in breast and gynaecological cancers: a systematic review of clinical and preclinical research. Journal of Experimental & Clinical Cancer Research 2009, 28: 79

Kienle GS, Grugel R, Kiene H: Safety of higher dosages of Viscum album L. in animals and humans – systematic review of immune changes and safety parameters. BMC Complementary and Alternative Medicine 2011, 11: 72

Kienle GS, Kiene H: Complementary cancer therapy: a systematic review of prospective clinical trials on anthroposophic mistletoe extracts. Eur J Med Res 2007, 12(3): 103–119

Kienle GS, Kiene H, Albonico HU: Health Technology Assessment Bericht Anthroposophische Medizin. Erstellt im Rahmen des Programm Evaluation Komplementärmedizin (PEK) des Schweizer Bundesamtes für Sozialversicherung, 2005

Kienle GS, Kiene H, Albonico HU: Anthroposophische Medizin in der klinischen Forschung. Wirksamkeit, Nutzen, Wirtschaftlichkeit, Sicherheit. Stuttgart, New York, Schattauer Verlag, 2006

Kim M-H, Park Y-K, Lee S-H, Kim S-C, Lee S-Y, Kim C-H, Kim Y-K, Kim K-H, Moon H-S, Song J-S, Park S-H: Comparative study on the effects of a Viscum album (L.) extract (mistletoe) and doxycycline for pleurodesis in patients with malignant pleural effusion. 51th Meeting of The Korean Association of Internal Medicine. Korean Journal of Medicine 1999: 57:S121

Kiremidjian-Schumacher L, Roy M, Glickman R et al: Selenium and immunocompetence in patients with head and neck cancer. Biol Trace Elem Res 2000; 73(2): 97–111

Kleijnen J, de Craen AJ, van Everdingen J et al: Placebo effect in double blind-clinical trials: a review of interactions with medication. Lancet 1994; 344(8933): 1,347–1,349

Knill P et al. Principles and Practice of Experessive Arts Therapy. London 2005

von Koerber K, Männle M, Leitzmann C: Vollwert-Ernährung: Konzeption einer zeitgemäßen und nachhaltigen Ernährung. Haug-Verlag (kartonierte Sonderausgabe) 2006

Kondrup J et al: Malnutrition Universal Screening Tool. Clinical Nutrition 2003; 22: 415–421. (www.bapen.org.uk/must_tool.html)

Kulkarni A: Radiation protection by use of homeopathic medicines. Hahnemann Homeopath Sand 1988; 12: 20–23

Kumbrink B: K-Taping: ein Praxishandbuch Grundlagen, Anlagetechniken, Indikationen. Springer – Berlin – Heidelberg, 2009

Lassere Y, Hoff P: Management of hand-foot syndrome in patients treated with capecitabine (Xeloda). Eur J Oncol Nurs 2004; 8(1): 31–40

Ledesma D, Kumano H: Mindfulness-based stress reduction and cancer: a metaanalysis. Psychooncology 2009; 18(6): 571–579

Lee MS, Kim KH, Choi SM et al: Acupuncture for treating hot flashes in breast cancer patients:a systematic review. Breast Cancer Res Treat 2009; 115: 497–503

Lengacher CA, Johnson-Mallard V, Postwhite J et al: Randomized controlled trial of mindfulness-based stress reduction (MBSR) for survivors of breast cancer. Psychooncology 2009; 18(12): 1,261–1,272

Leuenberger P, Longchamp C: Was erwartet die Bevölkerung von der Medizin? Ergebnisse einer Umfrage des GfS-Forschungsinstitutes, Politik und Staat, Bern, im Auftrag der SAMW. In: Stauffacher W, Bircher J (Hrsg). Zukunft der Medizin Schweiz. Schweizerischer Ärzteverlag, Basel 2002: 181–235

Levy S, Herberman R, Lippman M, d'Angelo T (1987): Correlation of stress factors with sustained depression of natural killer cell activity and predicted prognosis in patients with breast cancer. Journal of Clinical Oncology 5 (3):348–353

Li-Weber M: New therapeutic aspects of flavones: the anticancer properties of Scutellaria and its main active constituents Wogonin, Baicalein and Baicalin. Cancer Treat Rev 2009; 35(1): 57–68. Epub 2008 Nov 11

Liljegren A, Gunnarsson P, Landgren BM, Robeus N, Johansson H, Rotstein S: Reducing vasomotor symptoms with acupuncture in breast cancer patients treated with adjuvant tamoxifen: a randomized controlled trial. Breast Cancer Res Treat 2010

Lin LC, Que J, Lin LK et al: Zinc supplementation to improve mucositis and dermatitis in patients after radiotherapy for head-and-neck cancers: a double-blind, randomized study. Int J Radiat Oncol Biol Phys 2006; 65(3): 745–50.

Lin KY, Hu YT, Chang KJ, Lin HF, Tsauo JY: Effects of yoga on psychological health, quality of life, and physical health of patients with cancer: a meta-analysis. Evid Based Complement Alternat Med 2011: 659876. [Epub 2011 Mar 9]

Lin YS, Lin LC, Lin SW: Effects of zinc supplementation on the survival of patients who received concomitant chemotherapy and radiotherapy for advanced nasopharyngeal carcinoma: follow-up of a double-blind randomized study with subgroup analysis. Laryngoscope 2009; 119(7): 1,348–1,352.

Linde K, Clausius N, Ramirez G et al: Are the clinical effects of homeopathy placebo effects? A meta-analysis of placebo-controlled trials. Lancet 1997; 350(9081):834–43. Erratum in: Lancet 1998 ; 351(9097): 220

Liu Y, Zhang HG, Li XH: A Chinese herbal decoction, Danggui Buxue Tang, improves chronic fatigue syndrome induced by food restriction and forced swimming in rats. Phytother Res 2011; 25(12):1,825–1,832. Doi: 10.1002/ptr.3499. Epub 2011 Apr 15

Loo WT, Jin LJ, Chow LW, Cheung MN, Wang M: Rhodiola algida improves chemotherapy-induced oral mucositis in breast cancer patients. Expert opinion on investigational drugs 2010; 19 Suppl 1: 91–100

Lu W et al: Acupuncture for chemotherapy-induced neutropenia in patients with gynecologic malignancies: a pilot randomized, sham-controlled clinical trial. J Altern Complement Med. 2009 Jul;15 (7):745–53

Ma Y et al.: Association between vitamin D and risk of colorectal cancer: a systematic review of prospective studies. J Clin Oncol. 2011;29 (28):3,775–82

Mao JJ et al.: Feasibility Trial of Electroacupuncture for Aromatase Inhibitor_Related Arthralgia in Breast Cancer Survivors. Integr Cancer Ther 2009; 8; 123

Marin Caro M, Layiano A, Pichard C: Nutritional intervention and quality of life in adult oncology patients. Clin Nutr 2007; 26(3): 289–301. Epub 2007 Mar 21

Markes M, Brockow T, Resch KL: Exercise for women receiving adjuvant therapy for breast cancer. Cochrane Database Syst Rev 2006; (4): CD005001

Marstedt G, Moebus S: Gesundheitsberichterstattung des Bundes – Inanspruchnahme alternativer Methoden in der Medizin. Berlin: Robert Koch Institut; 2002

Matchim Y, Armer JM, Stewart BR: Mindfulness-Based Stress Reduction Among Breast Cancer Survivors: A Literature Review and Discussion. Oncology Nurs Forum 2011; 38 (2): 61–71

Mauri D, Valachis A, Polyzos IP et al.: Osteonecrosis of the jaw and use of bisphosphonates in adjuvant breast cancer treatment: a meta-analysis. Breast Cancer Res Treat 2009; 116(3): 433–439

McCullough ML et al.:_ Serum 25-hydroxyvitamin D concentrations and postmenopausal breast cancer risk: a nested case control study in the Cancer Prevention Study-II Nutrition Cohort. Breast Cancer Res. 2009; 11 (4): R64

McCowan C, Shearer J, Donnan PT et al: Cohort study examining tamoxifen adherence and its relationship to mortality in women with breast cancer. Br J Cancer 2008; 99(11): 1,763–1,768

McNeely ML, Campbell KL, Rowe BH, Klassen TP, Mackey JR, Courneya KS: Effects of exercise on breast cancer patients and survivors: a systematic review and meta-analysis. CMAJ 2006; 175 (1): 34–41

Mehnert A, Rieß S, Koch U: Die Rolle religiöser Glaubensüberzeugungen bei der Krankheitsbewältigung Maligner Melanome. Verhaltenstherapie und Verhaltensmedizin 2003; 24: 147–166

Mehnert A: Meaning and spirituality in patients with chronic somatic illness. Bundesgesundheitsblatt Gesundheitsforschung Gesundheitsschutz. 2006; 49: 780–787

Meyer F, Galan P, Douville P: Antioxidant vitamin and mineral supplementation and prostate cancer prevention in the SU.VI.MAX trial. Int J Cancer 2005; 116(2): 182–186

Milazzo S, Russell N, Ernst E: Efficacy of homeopathic therapy in cancer treatment. Eur J Cancer 2006; 42(3):282–289

Minisini AM, Tosti A, Sobrero et al: Taxane-induced nail changes: incidence, clinical presentation and outcome. Ann Oncol 2003; 14(2): 333–337

Mock V: Fatigue management: evidence and guidelines for practice. Cancer 2001; 92(Suppl 6):1,699–1,707

Molassiotis A et al: The management of cancer related fatigue after chemotherapy with acupuncture and acupressure: A randomized controlled trial. Complement TherMed. 2007 Dec;15(4):228–37. Epub 2006 Nov 13

Molassiotis et al: Acupuncture for Cancer-Related Fatigue in Patients With Breast Cancer: A pragmatic Randomized Controlled Trial. J Clin Oncol published Ahead of Print on 2012 October 29

Molassiotis A.: Use of complementary and alternative medicine in cancer patients: a European survey. Ann Oncol. 2005 Apr;16(4):655–63. Epub 2005 Feb 2

Molassiotis A, Browall M, Milovics L, Panteli V, Patiraki E, Fernandez-Ortega P: Complementary and alternative medicine use in patients with gynecological cancers in Europe. Int J Gynecol Cancer. 2006 Jan-Feb;16 Suppl 1: 219–24

Monod SM, Rochat E, Büla CJ, Jobin G, Martin E, Spencer B (2010) The spiritual distress assessment tool: an instrument to assess spiritual distress in hospitalised elderly persons. BMC Geriatrics 10: 88

Moy B, Goss PE: Lapatinib-associated toxici ty and practical management recommendations. Oncologist 2007; 12(7): 756–765

Muecke R, Schomburg L, Glatzel M et al (German Working Group Trace Elements and Electrolytes in Oncology-AKTE): Multicenter, phase 3 trial comparing selenium supplementation with observation in gynecologic radiation oncology. Int J Radiat Oncol Biol Phys 2010; 78(3): 828–835

Münstedt K et al: Alternative und komplementäre Therapieverfahren in der Gynäkologie 2005
Murken S, Namini S, Groß S, Körber J: Gender specific differences in coping with colon cancer. Empirical findings with special consideration of religious coping. Rehabilitation 2010; 48: 95–104
Musial F, Büssing A. Heusser P, Choi KE, Ostermann T.: Mindfulness-Based Stress Reduction for Integrative Cancer Care – a Summary of Evidence. Forsch Komplementmed 2011;18: (DOI:10.1159/000330714)
Nechuta S J, Caan B J, Chen W Y, Pierce J P, Shu X O et al: Soy food intake after diagnosis of breast cancer and survival: an in-depth analysis of combined evidence from cohort studies of US and Chinese women. Am J Clin Nutr 2012: 96: 123–32
Neuhouser ML, et al. Archives of Internal Medicine 2009 169(3): 294–304
Franca CA, Nogueira CR, Ramalho A et al: Serum levels of selenium in patients with breast cancer before and after treatment of external beam radiotherapy. Ann Oncol 2011; 22(5): 1,109–1,112
Nowack R, Andrassy J, Fischereder M et al: Effects of dietary factors on drug transport and metabolism: the impact on dosage guidelines in transplant patients. Clin Pharmacol Ther 2009; 85: 439–443
Oberbaum M, Yaniv I, Ben-Gal Y et al: A randomized, controlled clinical trial of the homeopathic medication TRAUMEEL S in the treatment of chemotherapy-induced stomatitis in children undergoing stem cell transplantation. Cancer 2001; 92(3): 684–690
Ogunleye AA et al: Green tea consumption and breast cancer risk or recurrence: a meta-analysis. Breast Cancer Res Treat (2010)
O'Regan D Filshie J: Acupuncture and cancer. Auton Neurosci 2010; 157(1–2): 96–100
Ott MJ, Norris RL, Bauer-Wu SM: Mindfulness meditation for oncology patients: a discussion and critical review. Integr Cancer Ther 2006; 5 (2): 98–108
Otto S, Schreyer C, Hafner S et al: Bisphosphonate-related osteonecrosis of the jaws – Characteristics, risk factors, clinical features, localization and impact on oncological treatment. J Craniomaxillofac Surg 2011 Jun 13. [Epub ahead of print]
Pampallona S, von Rohr E, van Wegberg B et al: Socio-demographic and medical characteristics of advanced cancer patients using conventional or complementary medicines. Onkologie 2002; 25(2): 165–170
Pargament, K. I.: The psychology of religion and coping: Theory, research, practice. New York: Guilford Press, 1997.
Pathak S, Multani AS, Banerji P et al: Ruta 6 selectively induces cell death in brain cancer cells but proliferation in normal peripheral blood lymphocytes: A novel treatment for human brain cancer. Int J Oncol 2003; 23(4): 975–982
Patridge AH, LaFountain A, Mayer E et al.: Adherence to initial adjuvant anastrozole therapy among women with early-stage breast cancer. J Clin Oncol 2008; 26(4): 556–562
Paul A, Altner N: Grundlagen der Mind-Body Medizin. In: Dobos G, Paul A: Mind-Body Medizin – Die modern Ordnungstherapie in Theorie und Praxis. München: Elsevier; 2011
Paul A, Altner N, Spahn G: Mind/Body-medizinische Interventionen für onkologische Patienten, DZO 2008; 40 (4): 173–177
Pérol D et al.; BMC Cancer 2012, 12: 603
Peterlik M, Grant WB, Criss HS: Calcium, vitamin D and cancer. Anticancer Res 2009; 29(9): 3,687–3,698
Petersen P (Hrsg.). Forschungsmethoden Künstlerischer Therapien. Johannes M. Mayer & Co Verlag, Stuttgart, 2002
Peterlik M et al: Anticancer Res. 2009 Sep;29(9):3,687–98
Piao BK, Wang YX, Xie GR, Mansmann U, Matthes H, Beuth J, Lin HS: Impact of complementary mistletoe extract treatment on quality of life in breast, ovarian and non-small cell lung cancer patients. A prospective randomized controlled clinical trial. Anticancer Res 2004, 24: 303–309
Pierce JP, Stefanick ML, Flatt SW et al: Greater survival after breast cancer in physically active women with high vegetable-fruit intake regardless of obesity. Greater survival after breast cancer in physically active women with high vegetable-fruit intake regardless of obesity. J Clin Oncol 2007; 25(17): 2,345–2,351
Pirlich M et al: The German Hospital Malnutrition Study. Clinical Nutrition Volume 25, Issue 4, August 2006, Pages 563–572
Pithan C, Conrad S, Bosmann S: Lebensstilbereich Ernährung. In: Dobos G, Paul A: Mind-Body-Medizin. Die moderne Ordnungstherapie in Theorie und Praxis. München; Elsevier 2011

Pfister DG, Cassileth BR, Deng GE, Yeung KS, Lee JS, Garrity D, Cronin A, Lee N, Kraus D, Shaha AR, Shah J, Vickers AJ: Acupuncture for pain and dysfunction after neck dissection: results of a randomized controlled trial. J Clin Oncol. 2010 May 20;28(15):2.565–70. Epub 2010 Apr 20.

Pommier P, Gomez F, Sunyach MP, D'Hombres A, Carrie C, Montbarbon X: Phase III randomized trial of Calendula officinalis compared with trolamine for the prevention of acute dermatitis during irradiation for breast cancer. J Clin Oncol 2004; 22(8): 1,447–1,453

Powell CB, Dibble SL, Dall'Era JE, Cohen I: Use of herbs in women diagnosed with ovarian cancer. Int J Gynecol Cancer. 2002 Mar-Apr;12(2):214–7

Pruthi S, Thompson SL, Novotny PJ, Barton DL, Kottschade LA, Tan AD et al: Pilot evaluation of flaxseed for the management of hot flashes. J Soc Integr Oncol 2007; 5(3):106–112

Raghavendra RM et al: Effects of a yoga program on cortisol rhythm and mood states in early breast cancer patients undergoing adjuvant radiotherapy: a randomized controlled trial. Integrative Cancer Therapies 2009; 8 (1): 37–46

Ray-Coquard IL, Provencal J, Hardy-Bessard AC et al: Can adjuvant homeopathy improve the control of post-chemotherapy emesis in breast cancer patients? Results of a randomized placebo-controlled trial. J ClinOncol 2009; 27 (Suppl.), ASCO AnnualMeeting Proceedings (Abstract): abstr e20566

Reiche EM, Morimoto HK, Nunes SM: Stress and depression-induced immune dysfunction: implications for the development and progression of cancer. Int Rev Psychiatry 2005; 17(6): 515–527

Robert C, Soria Jc, Spatz A et al: Cutaneous side-effects of kinase inhibitors and blocking antibodies. Lancet Oncol 2005; 6(7): 491–500

Robien K, Demark-Wahnefried W: Evidence-Based Nutrition Guidelines for Cancer Survivors: Current Guidelines, Knowledge Gaps, and Future Research Directions. Journal of the American Dietetic Association. März 2011

Rock Ch L et al: Nutrition and Physical Activity Guidelines for Cancer Survivors. CA Cancer J Clin 2012; 62: 242–274

Ross K, Handal PJ, Clark EM et al: The relationship between religion and religious coping: religious coping as a moderator between religion and adjustment. J Relig Health 2009; 48: 454–467

Rostock M, Fischer J, Mumm A, Stammwitz U, Saller R, Bartsch HH: Black Cohosh (Cimifuga race-mosa) in tamoxifen-treated breast cancer patients with climacteric complaints – a prospective observational study (accepted). Gynecol Endocrinol 2011

Rostock M, Naumann J, Guethlin C et al: Classical homeopathy in the treatment of cancer patients a prospective observational study of two independent cohorts. BMC Cancer2011; 11: 19.

Sagar SM et al: Integrative oncology: a Canadian and international perspective. Curr Oncol 2008 August; 15(s2): s71–s73

Sandel SL, Judge JO, Landry N, Faria L, Ouellette R, Majczak M. Dance and movement program improves quality-of-life measures in breast cancer survivors. Cancer Nurs. 2005 Jul-Aug;28(4):301–9.

Schad F, Teodoridis CM, Albrecht U, Hoffmann G, Jeschke E, Stumpf C, Fricke L, Breitkreuz T, Baute R, Paxino C, Hesse M, Gutsch J, Matthes B, Debus M, Seibt H, Arndt L, Matthes H: Das Netzwerk Onkologie (NO). Aufbau und Etablierung eines Forschungsverbundes in der anthroposophisch orientierten, onkologischen Medizin. Der Merkurstab 2007, 3: 234–237

Schlaeppi MR, Büssing A, Müller-Hübenthal B et al: Anthroposophische Medizin in der Onkologie. Der Onkologe 2010; 16: 901–905

Schmitz KH, Ahmed RL, Troxel A, Cheville A, Smith R, Lewis-Grant L, Bryan CJ, Williams-Smith CT, Greene QP: Weight lifting in women with breast-cancer-related lymphedema. N Engl J Med. 2009 Aug 13;361(7):664–73

Schmitz KH, Courneya KS, Matthews C, Demark-Wahnefried W, Galvão DA, Pinto BM, Irwin ML, Wolin KY, Segal RJ, Lucia A, Schneider CM, von Gruenigen VE, Schwartz AL: American College of Sports Medicine roundtable on exercise guidelines for cancer survivors. Med Sci Sports Exerc 2010; 42(7):1,409–1,426

Schröder S, et al : Acupuncture treatment improves nerve conduction in peripheral neuropathy. Eur J Neurol. 2007; 14(3): 276–81

Schüle K: The rank value of sports and movement therapy in patients with breast or pelvic cancer. Rehabilitation (Stuttg). 1983 Feb;22(1):36–9

Scotté F, Tourani JM, Banu E et al: Multicenter study of a frozen glove to prevent docetaxel-induced onycholysis and cutaneous toxicity of the hand. J Clin Oncol 2005; 23: 4,424–4,429

Scotté F, Banu E, Medioni J et al: Matched case-control phase 2 study to evaluate the use of a frozen sock to prevent docetaxel-induced onycholysis and cutaneous toxicity of the foot. Cancer 2008; 112(7): 1,625–1,631

Sellick SM, Edwardson AD: Screening new cancer patients for psychological distress using the hospital anxiety and despression scale. Psychooncology 2007; 16: 534–542

Semiglasov VF, Stepula VV, Dudov A et al: The standardised mistletoe extract PS76A2 improves QoL in patients with breast cancer receiving adjuvant CMF chemotherapy: a randomised, placebo-controlled, double-blind, multicentre clinical trial. Anticancer Res 2004; 24 2C: 1,293–1,302

Sencer SF, Zhou T, Oberbaum M et al: The efficacy of the homeopathic agent Traumeel S® in the prevention and treatment of mucositis in children undergoing stem cell transplantation. Pediatr Blood Cancer 2009; 52(6): 700. #P104

Servan-Schreiber D: Das Anti-Krebs-Buch: Was uns schützt: vorbeugen und nachsorgen mit natürlichen Mitteln. Antje Verlag Kunstmann, München, 2007

Shang A, Huwiler-Müntener K, Nartey L et al: Are the clinical effects of homoeopathy placebo effects? Comparative study of placebo-controlled trials of homoeopathy and allopathy. Lancet 2005; 366(9487): 726–732

Shennan C, Payne S, Fenlon D: What is the evidence for the use of mindfulness-based interventions in cancer care? A review. Psychooncology 2010; [Epub ahead of print]

Sideras K et al.: Coprescription of Tamoxifen and Medications That Inhibit CYP2D6 J Clin Oncol (2010) 28: 2,768–2,776

Smith JE, Richardson J, Hoffman C et al: Mindfulness-based stress reduction as supportive therapy in cancer care: Systematic review. J Adv Nurs 2005; 52(3): 315–327

Smith KB, Pukall C: An evidence-based review of yoga as a complemantary intervention for patients with cancer. Psychooncology 2009; 18: 465–475

Spahn G , Lehmann N, Franken U, Paul A, Langhorst J, Michalsen A, Dobos GJ: Improvement of fatigue and role function of cancer patients after an outpatient integrative mind/body intervention. FACT 2003, 8, 540

Spahn G in: Chronische Erkrankungen integrativ. Hrsg. Dobos, Deuse, Michalsen, Elsevier 2006, Kap. 12, S. 298 ff

Spence DS, Thompson EA, Barron SJ: Homeopathic treatment for chronic disease: a 6-year, university-hospital outpatient observational study. J Altern Complement Med 2005; 11(5): 793–798

Stange R, Dietrich-Bethge F, Ostermann T, Michalsen A, Uehleke B: Psychosomatic disorders in patients with breast cancer – RCT with three mind/body interventions. JCTM 2011: 31(suppl): 61

Steinberg P: Resveratrol-Oligomere: Eine neue Klasse von krebspräventiven Naturstoffen? Ernährungs-Umschau 7/2011

Stewart DE, Cheung AM, Duff S et al: Attributions of cause and recurrence in long-term breast cancer survivors. Psychooncology 2001

Streitberger K, Ezzo J, Schneider A: Acupuncture for nausea and vomiting: an update of clinical and experimental studies. Autonomic Neuroscience: Basic and clinical 129 (2006) 107–117

Svensk AC, Oster I, Thyme KE, Magnusson E, Sjödin M, Eisemann M, Aström S, Lindh J: Art therapy improves experienced quality of life among women undergoing treatment for breast cancer: a randomized controlled study. Eur J Cancer Care (Engl). 2009 Jan; 18(1):69–77

Tacón AM, McComb J. Mindful exercise, quality of life, and survival: a mindfulness-based exercise program for women with breast cancer. J Altern Complement Med. 2009 Jan;15(1):41–6

The Center for Medical Technology Policy (CMTP) 2010 National Leadership Summit on CER Priorities, Methods, and Policy: Building a Strategic Framework for Comparative Effectiveness Research in Oncology (http://www.cmtpnet.org/recent-articles/2010CERSummit.pdf, accessed September 13, 2011)

Thompson EA, Montgomery A, Douglas D et al: .A pilot, randomized, double-blinded, placebo-controlled trial of individualized homeopathy for symptoms of estrogen withdrawal in breast-cancer survivors. J Altern Complement Med 2005; 11: 13–20

Thuné-Boyle IC, Stygall JA, Keshtgar MR, Newman SP. Do religious/spiritual coping strategies affect illness adjustment in patients with cancer? A systematic review of the literature. Soc Sci Med. 2006;63: 151–164

Thyme KE, Sundin EC, Wiberg B, Oster I, Aström S, Lindh J: Individual brief art therapy can be helpful for women with breast cancer: a randomized controlled clinical study. Palliat Support Care. 2009 Mar;7(1):87–95

Treichler M: Mensch - Kunst - Therapie. Anthropologische, medizinische und therapeutische Grundlagen der Kunsttherapien. Urachhaus Verlag, Stuttgart, 1996

Tröger W, Jezdic S, Zdrale Z, Tisma N, Hamre HH, Matijasevic M: Quality of Life and Neutropenia in Patients with Early Stage Breast Cancer: A Randomized Pilot Study Comparing Additional Treatment with Mistletoe Extract to Chemotherapy alone. Breast Cancer: Basic and Clinical Research 2009:3 35–45

Uccella S, Mariani A, Wang AH, Vierkant RA, Robien K, Anderson KE et al: Dietary and supplemental intake of one-carbon nutrients and the risk of type I and type II endometrial cancer: a prospective cohort study. Ann Oncol 2011; 22(9): 2,129–2,136

Unger C, Weis J: Onkologie. Unkonventionelle und supportive Therapiestrategien 2005

Vadiraja HS, Raghavendra RM, Nagarathna R et al: Effects of a yoga program on cortisol rhythm and mood states in early breast cancer patients undergoing adjuvant radiotherapy: a randomized controlled trial. Integr Cancer Ther 2009; 8(1): 37–46

Verhoef MJ, Balneaves LG, Boon HS, Vroegindewey A: Reasons for and characteristics associated with complementary and alternative medicine use among adult cancer patients: a systematic review. Integr Cancer Ther 2005; 4(4): 274–286

Verhoef MJ, Trojan L, Armitage GD, Carlson L, Hilsden RJ: Complementary therapies for cancer patients: assessing information use and needs. Chronic Dis Can 2009; 29(2): 80–88

Vickers AJ, Straus DJ, Fearon B et al: Acupuncture for postchemotherapy fatigue: a phase II study. J Clin Oncol 2004; 22(9): 1,731–1,735.

Vogelzang NJ, Breitbart W, Cella D et al: Patient, caregiver, and oncologist perceptions of cancer-related fatigue: Semin Hematol 1997; 34(3 Suppl 2): 4–12

Von Rohr E, Pampallona S, van Wegberg B et al: Attitudes and beliefs towards disease and treatment in patiens with advanced cancer using anthroposophical medicine. Onkologie 2000; 23(6): 558–563

Von Rohr E, Pampallona S, van Wegberg B et al: Experiences in the realisation of a research project in anthroposophical medicine in patients with advanced cancer. Schweiz Med Wochenschr 2000; 130: 1,173–1,184

Walach H, Falkenberg T, Fønnebø V et al: Circular instead of hierarchical: methodological principles for the evaluation of complex interventions. BMC Med Res Methodol 2006; 6: 29

Walji R, Boon H, Guns E, Oneschuk D, Younus J: Black cohosh (Cimicifuga racemosa [L.] Nutt.): safety and efficacy for cancer patients. Support Care Cancer 2007; 15(8): 913–921

Walker EM et al: Acupuncture Versus Venlafaxine for the Management ofVasomotor Symptoms in Patients With Hormone Receptor-Positive Breast Cancer: A Randomized Controlled Trial. J ClinOncol (2009) 28: 634–640

Wang H et al: Is acupuncture beneficial in depression: a meta-analysis of 8 randomized controlled trials? Journal of Affective Disorders (2008) 111: 125–134

Watanabe T et al: Polaprezinc prevents oral mucositis associated with radiochemotherapy in patients with head and neck cancer. Int J Cancer. 2010 Oct 15; 127(8): 1,984–90

Watzl B, Leitzmann C: Bioaktive Substanzen in Lebensmitteln. Hippokrates Stuttgart 2005

Witek-Janusek L, Albuquerque K, Chroniak KR, Durazo-Arvizu R, Mathews HL: Effect of mindfulness based stress reduction on immune function, quality of life and coping in women newly diagnosed with earls stage breast cancer. Brain Behav Immun 2008 22(6): 969–981

Witt CM, Lüdtke R, Baur R et al: Homeopathic medical practice: long-term results of a cohort study with 3,981 patients.BMC Public Health 2005:5: 115

Witt CM, Treszl A, Wegscheider K: Comparative Effectiveness Research: Externer Validität auf der Spur. Dtsch Arztebl 2011; 108(46): A 2,468–74

Wode K, Schneider T, Lundberg I, Kienle GS: Mistletoe treatment in cancer-related fatigue: a case report. Cases Journal 2009, 2: 77

Wood MJ, Molassiotis A, Payne S: What research evidence is there for the use of art therapy in the management of symptoms in adults with cancer? A systematic review. Psychooncology. 2011 Feb;20(2):135–45

Wong, R, Sagar, S: Acupuncture treatment for chemotherapy-induced neuropathy – a case series. Acupuncture in Medicine. 2006; 24(2):87–91.

World Cancer Research Fund International (ed): Second Expert Report: Food, Nutrition, Physical Activity and the Prevention of Cancer: a Global Perspective. (www.wcrf.org/cancer_research/expert_report/index.php, Zugriff am 26.1.2012)

Yaal-Hahoshen N, Maimon Y, Siegelmann-Danieli N, Lev-Ari S, Ron IG, Sperber F, Samuels N, Shoham J, Merimsky OA: Prospective, Controlled Study of the Botanical Compound Mixture LCS101 for Chemotherapy-Induced Hematological Complications in Breast Cancer. Oncologist. 2011 Jun 28.

Zaineddin A K, Heinz J, Flesch-Janys D, Linseisen J, Chang-Claude J: The Association Beween Dietary Lignans, Phytoestrogen-Rich Foods, and Fiber Intake and Postmenopausal Breast Cancer Risk: A German Case-Control Study. Nutrition and Cancer, 64(5), 652–66

Zhang M, Liu X, Li J, He L, Tripathy D: Chinese medicinal herbs to treat the side-effects of chemo-therapy in breast cancer patients. Cochrane Database Syst Rev 2007; 4:1–36

Zürcher G, Gola U, Biesalski H: Fortbildung Supportivtherapie. Ernährungsstrategien beim Tumorpatienten. Im Focus Onkologie 12/2006. www.oncosupport.de

Zulkowski K, Spahn G, Schleußner C, Jaenichen D, Höffken K: Gruppeninterventionsprogramme in der Onkologie, Onkologe 2007 13: 520–527

Zwingmann C, Wirtz M, Müller C et al: Positive and negative religious coping in German breast cancer patients. J Behav Med 2006; 29(6): 533–547

Zwingmann C, Müller C, Körber J et al: Religious commitment, religious coping and anxiety: a study in German patients with breast cancer. Eur J Cancer Care (Engl.) 2008; 17(4): 361–370

Zwingmann, C, Klein C, Büssing A: Measuring Religiosity/Spirituality: Theoretical Differentiations and Characterizations of Instruments. Religions 2011;2: 345–357

Links

www.ago-online.org/_download/unprotected/g_mamma_11_1_0_d_25_complementary_therapy.pdf
AGO-Empfehlungen zur komplementären Mitbehandlung von Brustkrebs

www.cam-cancer.org
CAM-Cancer is the name of a project entitled "Concerted Action for Complementary and Alternative Medicine Assessment in the Cancer Field" (CAM-Cancer). Originally funded by the European Commission (EC) within the Framework 5 Programme, it is now hosted by the National Information Center for Complementary and Alternative Medicine (NIFAB) at the University of Tromsø, Norway

http://www.drugs.com/drug_interactions.html
The Drug Interaction Checker explains the mechanism of each drug interaction, the level of significance of the interaction (major, moderate or minor), and in certain cases, can provide the recommended course of action to manage the interaction. The Drug Interaction Checker will also display any interactions between your chosen drug(s) and food.

www.kskv-casat.ch
Schweizer Berufsbild Kunsttherapie:

www.mskcc.org/aboutherbs
Webpage der Abteilung Integrative Onkologie des Memorial Sloan Kettering Cancer Centers

Kolibri 360 GmbH
Ferdinand-Jühlke-Straße 7
99095 Erfurt, Deutschland
produktsicherheit@kolibri360.de